PATHOGÉNIE

DES DIVERSES

OSTÉITES

PAR

LE Dr RENÉ CONDAMIN

Ex-Interne des Hôpitaux de Lyon (Concours 1884)
Ex-Aide d'Anatomie à la Faculté (Concours 1887)
Ex-Prosecteur à la Faculté (Concours 1889)
Ex-Chef de Clinique à la Faculté (Concours 1890)
Lauréat des Hôpitaux (Prix Bouchet). Internat 4e année. Section de Chirurgie (Concours 1888)
Lauréat de la Faculté. — Membre de la Société des Sciences Médicales de Lyon

PARIS
LIBRAIRIE J.-B. BAILLIÈRE ET FILS
19, RUE HAUTEFEUILLE, PRÈS DU BOULEVARD SAINT-GERMAIN
—
1892

PATHOGÉNIE

DES DIVERSES

OSTÉITES

DU MÊME AUTEUR

Fracture de la voûte du crâne avec enfoncement des fragments (*Lyon Médical*, 1887). — (*Mémoires et comptes rendus de la Société des Sciences médicales de Lyon*, 1887).

Rupture traumatique de l'urètre. Éclatement de la vessie (*Lyon Médical*, 1887. — (*Mémoires et C. R. Société des Sciences médicales*).

Note sur un cas de lio-myôme du Testicule (*Lyon Médical*, 1887).

Corps mobile intra-articulaire d'origine traumatique (*Lyon Médical*, 1887).

Scrofulides tuberculeuses de la peau (*Lyon Médical*, 1888).

Subluxations de la rotule en dehors par un mécanisme non décrit. (Mémoire de candidature au titre de membre de la Société des sciences médicales de Lyon). (*Lyon Médical*, 1888).

Pathogénie des diverses ostéites (Prix Bouchet, section de chirurgie). Mémoire présenté pour le concours d'Internat, quatrième année, section de chirurgie. (*Province Médicale*, 1888).

Recherches expérimentales, pour déterminer le point le plus déclive de la fosse iliaque dans la position couchée.

Trépanation du bassin comme traitement de la psoïte. (Thèse de Doctorat, Lyon, 1889, Médaille de bronze). Librairie J.-B. Baillière et Fils.

Contribution à l'étude des voies collatérales de la circulation veineuse du membre inférieur. — Expériences en collaboration avec M. Jaboulay. Thèse de Brico, Lyon, 1889 (*Lyon Médical*, 1889).

Appendice iléo-cæcal (*Province Médicale*, 1891).

Note sur deux bassins coxalgiques. En collaboration avec M. Adenot (*Revue d'orthopédie*, 1891).

Pyoctanine et cancer (*Province Médicale*, 1891).

Contribution à l'étude des suppurations à pneumocoques (*Lyon Médical*, 1891.

Recherches anatomiques et expérimentales sur la trépanation du bassin chez les enfants. (*Province Médicale*, 1892).

NOTES TÉRATOLOGIQUES

Tératome. — Maxillaire supérieur inclus dans un kyste dermoïde et porteur de dents et d'odontomes (*Lyon Médical*, 1891).

Kystes congénitaux du cou avec œdème particulier des membres, chez un fœtus de 4 mois (*Province Médicale*, 1892).

Absence complète d'ossification de la voûte crânienne chez un nouveau-né (*Province Médicale*, 1891).

Fœtus basiotripsié, ayant survécu quinze minutes, après son extraction (*Province Médicale*, 1892).

Kyste dermoïde du cuir chevelu (*Lyon Medical*, 1887).

Monstre double sternopage (*Lyon Médical*, 1890). — (*Mémoires et comptes rendus de la Société des sciences médicales*).

Note sur un monstre pseudencéphalien (*Province Médicale*, 1892).

Lyon. — Imp. Pitrat Ainé, A. Rey Successeur, 4, rue Gentil. — 4095

PATHOGÉNIE

DES DIVERSES

OSTÉITES

PAR

LE Dr RENÉ CONDAMIN

Ex-Interne des Hôpitaux de Lyon (Concours 1884)
Ex-Aide d'Anatomie à la Faculté (Concours 1887)
Ex-Prosecteur à la Faculté (Concours 1889)
Ex-Chef de Clinique à la Faculté (Concours 1890)
Lauréat des Hôpitaux (Prix Bouchet). Internat 4e année. Section de Chirurgie (Concours 1888)
Lauréat de la Faculté. — Membre de la Société des Sciences Médicales de Lyon

PARIS
LIBRAIRIE J.-B. BAILLIERE ET FILS
19, RUE HAUTEFEUILLE, PRÈS DU BOULEVARD SAINT-GERMAIN

1892

PATHOGÉNIE

DES DIVERSES

OSTÉITES

CONSIDÉRATIONS GÉNÉRALES

Les grands processus pathogéniques des maladies : 1° les dystrophies élémentaires primitives ; 2° les réactions nerveuses ; 3° les troubles préalables de la nutrition ; 4° l'infection. — Combinaisons fréquentes de plusieurs de ces processus. — Classification pathogénique des diverses ostéites, basée sur les données précédentes. — Que faut-il entendre par ostéites? — Qu'est-ce que la pathogénie?

Les causes des maladies en général (et des ostéites en particulier) sont innombrables ; mais les procédés suivant lesquels elles arrivent à provoquer ces états pathologiques peuvent, d'après le professeur Bouchard de Paris [1], être ramenés à quatre types.

Ces quatre grands processus pathogéniques sont :

1° Les dystrophies élémentaires primitives ;
2° Les réactions nerveuses ;
3° Les troubles préalables de la nutrition ;
4° L'infection.

[1] Leçon d'ouverture du cours de Pathologie générale, 1884-1885.

Le premier processus est le plus simple : il résulte de l'action vitale des cellules, quand elle est directement mise en jeu par quelques causes physiques, mécaniques ou chimiques, depuis le coup de foudre, jusqu'aux intoxications, sans oublier le traumatisme. Ce processus pathogénique est souvent difficile à étudier, car il se complique généralement d'effets locaux vasculaires et autres, résultant de troubles nerveux.

Les réactions nerveuses, qui constituent le second processus, ne peuvent guère s'étudier à part, car si, dans quelques rares cas, ces réactions existent à l'état d'isolement, d'une façon générale, elles ne sont que la complication, le complément, pour ainsi dire, d'un autre processus pathogénique ; comme le dit Bouchard[1], c'est rarement la cause provocatrice prochaine ou exclusive des maladies.

« On connaît, dit le même auteur, l'importance du système nerveux comme intermédiaire dans la provocation des maladies : peut-être l'a-t-on exagérée, peut-être a-t-on accordé aux réflexes une influence pathogénique plus grande que celle qu'ils ont en effet réalisée. Lorsqu'ils sont mis en œuvre chez un homme bien portant, ils n'arrivent que rarement à faire naître la maladie proprement dite : mais leur rôle est d'amener des maladies passagères ou des troubles de la santé pour un temps plus ou moins long, au point de réaliser la disposition à l'opportunité morbide. »

Dans le premier processus pathogénique des ostéites c'est-à-dire dans les dystrophies élémentaires primitives,

[1] Leçon d'ouverture du cours de Pathologie générale, 1884-1885.

nous rangerons les ostéites traumatiques, les ostéites toxiques : mercurielles, phosphorées, des tourneurs de nacre, etc.

Dans la deuxième catégorie déterminée par des réactions nerveuses, nous étudierons certains troubles osseux survenant chez les ataxiques, en un mot, les ostéites nerveuses.

Les troubles préalables de la nutrition constituent le troisième grand processus pathogénique des maladies. Ce sont eux qui créent les diathèses que Bouchard a si bien étudiées, et qu'il a dû, comme il le dit, dégager du nuage mystique qui les voilait.

Les troubles nutritifs diathésiques constituent une maladie en puissance, qui éclatera à l'occasion d'une cause antérieure. Celle-ci provoquera des réactions nerveuses, qui elles-mêmes faciliteront souvent l'infection, et alors on verra une maladie dans laquelle plusieurs processus pathogéniques seront intervenus.

Les ostéites goutteuses et rhumatismales, les ostéites scorbutiques rentrent dans les déterminations morbides des troubles préalables de la nutrition. Sans doute, à eux seuls ces troubles sont incapables de créer de toute pièce une lésion osseuse, mais en affaiblissant l'organisme, en créant un *locus minoris resistentiæ*, ils favorisent l'infection en mettant les éléments constitutifs du tissu osseux hors d'état de se défendre.

L'infection constitue le dernier processus pathogénique des maladies, dans la classification de Bouchard ; au point de vue qui nous occupe, c'est certainement de tous le plus important.

C'est dans ce groupe que nous ferons rentrer les ostéites

infectieuses des adolescents, les ostéites tuberculeuses, actinomycosiques, etc., etc.

« Ce qui rend possible le développement des maladies infectieuses, dit Bouchard, ce n'est pas la rencontre fortuite d'un homme et d'un microbe. Cette rencontre est constante, mais elle est généralement sans effet. Les microbes, même les plus dangereux, nous assiègent ; ils sont distribués autour de nous avec cette même prodigalité, que la nature met à distribuer la matière fécondante. Et cependant la fécondation est rare ; la maladie infectieuse n'est qu'un accident, parce que l'agent infectieux ne trouve qu'exceptionnellement les conditions favorables, je ne dis pas à sa pénétration, mais à son développement et à sa multiplication.

« L'homme sain n'est pas hospitalier pour le microbe. Presque constamment envahi par des agents infectieux, il réagit contre eux et dans cette lutte garde généralement le dessus, à tel point que souvent la maladie ne devient même pas apparente. Mais il n'en est pas de même quand la vitalité de l'organisme est amoindrie : alors ses moyens de défense diminuent. De même qu'on voit se couvrir de joncs des terrains où quelques circonstances insolites s'opposent à l'écoulement naturel des eaux, de même certains microbes peuvent envahir l'organisme humain, dont la santé fléchit quand, par le fait d'un trouble de la nutrition, la constitution chimique des tissus s'est modifiée.

« La maladie (et l'on peut en dire autant des ostéites) est donc le résultat de deux processus différents dont l'un ne peut agir qu'à la faveur de l'autre.

« C'est qu'en effet, les processus pathogéniques sont rarement isolés : dans l'immense majorité des cas ils sont associés, combinés. Cette complexité, se retrouve non seulement quand il s'agit des maladies causées par la contagion, mais aussi quand il s'agit des affections les plus simples, les traumatimures par exemple.

« Dans les dystrophies élémentaires primitives où la cause s'attaque directement à certains groupes d'éléments, où les cellules sont dissociées, écrasées, coagulées, la maladie ne sera presque jamais constituée par ce désordre unique d'un groupe cellulaire : presque toujours le traumatisme déterminera la mise en œuvre de processus pathogéniques nouveaux, l'infection et les réactions nerveuses. La désorganisation des cellules ouvre la porte aux agents infectieux, et leur prépare la matière qu'ils doivent détruire. En outre, la cause vulnérante intéresse le plus souvent les éléments nerveux et par leur intermédiaire provoque des réflexes : les uns se manifestent dans la partie blessée où l'irrigation sanguine, où l'absorption, la nutrition vont s'opérer d'une façon anormale ; les autres retentissent sur toute l'économie.

« Les réactions nerveuses amènent les troubles passagers de la nutrition qui, à leur tour, ouvrent la porte à l'infection imminente, à des germes toujours présents qui ont, sans doute, à remplir dans la nature un autre rôle, mais qui destinés à détruire la matière morte, sont capables aussi de détruire la matière vivante quand ils la trouvent préparée. »

Nous avons tenu à signaler ces magistrales paroles de M. Bouchard. Écrites à propos des maladies en général, elles s'appliquent également et même particulièrement bien aux ostéites.

Essayons maintenant, en nous basant sur ces données

du professeur de Paris, d'établir une classification des ostéites ayant pour base la pathogénie.

Elle comprendra un certain nombre de lésions osseuses inflammatoires, participant de plusieurs de ces processus pathogéniques à la fois, mais il y aura toujours l'un d'entre eux qui sera prédominant, et c'est sous son chef que sera classée telle ou telle ostéite.

Voici la classification des ostéites que nous proposons à propos de la pathogénie, et que nous indiquons dans le tableau suivant :

Classification pathogénique des diverses ostéites

Première Classe. — *Ostéites par dystrophies élémentaires primitives.*

I. Ostéites par intoxication. . . { phosphorée, mercurielle, arsenicale, chromique }

II. Ostéites traumatiques

III. Ostéites des tourneurs de nacre.

Deuxième Classe. — *Ostéites par réaction nerveuse.*

Ostéo-arthrite névrotrophique.

Troisième Classe. — *Ostéites diathésiques par troubles préalables de la nutrition.*

I. Ostéites rhumatismales et goutteuses.

II. Ostéo-périostite albumineuse.

III. Ostéite déformante de Paget.

IV. Ostéite scorbutique.

QUATRIÈME CLASSE. — *Ostéites par infection.*

I. Ostéomyélites aiguës et chroniques.

II. Ostéopériostites à . . . { staphylocoques, streptocoques, pneumocoques

III. Ostéo-périostites secondaires.

IV. Ostéo-périostites tuberculeuses.

V. Ostéites syphilitiques.

VI. Ostéites actinomycosiques.

VII. Ostéo-arthrites blennorragiques.

Un mot maintenant sur ce que nous appellerons ostéite. Nous envisagerons la question au point de vue le plus général, et nous désignerons simplement sous ce nom l'inflammation du tissu osseux. En effet, dit M. le professeur Ollier [1], il faut éviter, au sujet de l'ostéite, de discuter sur les mots, et ne pas pousser trop loin l'esprit de classification systématique. Comme notre maître, quoique l'on puisse rencontrer isolément des inflammations de la moelle et du périoste, nous envisagerons sous le nom d'ostéite l'inflammation du tissu osseux, constitué à la fois par du périoste, du tissu médullaire et de la substance osseuse proprement dite.

Nous ne discuterons pas non plus sur le fait de savoir si c'est à juste titre que l'on doit faire rentrer les lésions osseuses d'origine nerveuse dans le groupe des ostéites, ou s'il faut les considérer comme de simples troubles trophiques.

[1] *Encyclopédie internationale de chirurgie.* Art. MALADIES DES OS. Des inflammations des os.

L'état actuel de la science ne permet pas encore de faire cette distinction d'une façon catégorique.

Après avoir nommé ce que nous entendions par ostéite, définissons le mot pathogénie. Nous adopterons la définition donnée par Gaucher dans sa thèse d'agrégation sur *la Pathogénie des néphrites* et nous dirons :

« La pathogénie d'une maladie est le mode d'action des diverses causes morbifiques de celle-ci. » Nous voyons, d'après cette définition, que la pathogénie et l'étiologie sont intimement unies l'une à l'autre ; aussi, bien que nous nous efforcions de limiter à la pathogénie seule l'étude des diverses ostéites, nous nous verrons néanmoins forcés, dans quelques cas, d'empiéter sur le domaine de l'étiologie, sous peine de ne pouvoir nous expliquer clairement.

Au reste, on passe insensiblement de l'étude de l'étiologie à celle de la pathogénie, sans savoir souvent où existe la limite de l'une et de l'autre.

A propos de chacune des diverses ostéites, nous indiquerons les sources où nous avons puisé, les mémoires que nous avons consultés, mais nous ne ferons pas un chapitre spécial de bibliographie, ce qui nous obligerait à signaler pour ainsi dire, tout ce qui a été écrit sur la pathologie des os.

PREMIÈRE PARTIE

PATHOGÉNIE DES OSTÉITES PAR DYSTROPHIES ÉLÉMENTAIRES PRIMITIVES

I. Ostéite, périostite et nécrose phosphorée. — Pathogénie. —

Historique. — Les uns en font une affection dans laquelle le phosphore ne joue aucun rôle (Dupasquier, Ebel). — Les autres en font une affection générale (Lorinser, Adams) ou une maladie locale (Strohl) ou une affection mixte (Méars). — Opinion de Roussel et Bibra sur le rôle joué par les lésions dentaires dans les ostéites phosphorées. — Nécessité de la carie pénétrante (Magitot). — Trélat insiste sur l'influence des glandules gingivales.

Mode d'action du phosphore sur le tissu osseux. Opinion de Salter et de Simon.

Si l'apparition de l'ostéite et de la nécrose phosphorée est de date récente, puisqu'elle coïncide à peu près avec l'apparition en Europe des premières allumettes chimiques, les travaux que sa nature et sa pathogénie ont inspirés sont cependant nombreux. Les premiers auteurs qui l'ont signalée ont immédiatement vu dans cette ostéite de marche spéciale, aboutissant à la nécrose, une affection d'ordre particulier, causée probablement par l'action toxique que peut exercer le phosphore soit sur le système osseux en particulier, soit sur l'organisme en général.

Des discussions nombreuses surgirent quand on a voulu expliquer sa nature intime, et de nombreux travaux vinrent donner quelques éclaircissements sur sa pathogénie.

Les premières observations de cette maladie datent de 1845, c'est-à-dire, cinq ans après l'apparition de l'industrie des allumettes chimiques. Elles sont dues à Lorinser, de Vienne [1] et à Heyfelder [2]. Les pathologistes ont étudié spécialement l'étiologie et la pathogénie de cette affection nouvelle.

Peu de temps après, Strohl, qui ne connaissait pas les travaux étrangers, signalait de son côté à Strasbourg des faits semblables aux précédents. De nombreux mémoires paraissent alors de toute parts. Signalons seulement le nom des auteurs dont les travaux ont le plus éclairé la pathogénie de l'affection qui nous occupe. Ce furent en Angleterre : Wilks[3], Stanley [4], et Bristow[5], puis Geist et Bibra d'Erlangen.

En France, des travaux non moins importants paraissent sur cette question. Signalons seulement la thèse d'agrégation de Trélat, les mémoires de Roussel, de Després, de Magitot, etc., etc.

Actuellement personne ne conteste que le phosphore soit la cause intime des ostéites ou nécroses phosphorées ;

[1] LORINSER. *Med. Jahrbuch der œsterreich. Staates.* Marz 1845.

[2] HEYFELDER. De la nécrose des mâchoires sous l'influence des vapeurs de phosphore (*Arch. f. physiologische Heilkunde*, Stuttgart, 1845).

[3] *Guy's Hospital Reports*, 1846-1847.

[4] *Diseases of the Bones*, 1849.

[5] *Fifth Report of the medical Offices of the Privy Council.* London, 1863.

mais où l'on cesse de s'entendre, c'est à propos du mode d'action de l'agent morbifique, c'est à propos de sa pathogénie.

Signalons tout d'abord, comme opinion entièrement abandonnée, et ne méritant qu'à peine de faire partie de l'historique de cette action, les idées de Dupasquier et d'Ebel.

Pour le premier, la nécrose phosphorée serait due, non au phosphore lui-même, mais aux impuretés nombreuses qu'il peut renfermer, et spécialement à l'arsenic. Ebel va plus loin, il refuse au phosphore presque toute action nocive et croit pouvoir mettre l'affection qui nous occupe sur le compte, soit de la crise dentaire, soit d'un vice rhumatismal.

Passons à des opinions plus sensées : Lorinser, qui rapporta les premières observations, étudia aussi le premier le mode d'action des vapeurs phosphorées : agissent-elles indirectement après avoir été absorbées, c'est-à-dire déterminent-elles au moment de leur élimination une inflammation de la muqueuse buccale, comme dans l'ostéite mercurielle, ou bien leur action est-elle directe et locale ?

Lorinser s'est fait le défenseur de la première hypothèse ; plus tard Adams [1] s'y rallia également. Voici sur quoi ces auteurs s'appuient pour avancer et soutenir leur assertion : les malades frappés d'ostéite d'abord, puis de nécrose phosphorée sont généralement des gens débilités. Ils présentent des troubles généraux plus ou moins graves, une sorte de cachexie bien plus en rapport avec une affection générale que locale.

[1] *Medic. Times and Gazette*, 1862, II, p. 12.

On peut objecter à cette manière de voir que souvent les victimes du phosphore sont des gens vigoureux, chez qui la nécrose des maxillaires n'altère pas sensiblement l'état général. Ce qui a pu induire en erreur Lorinser et plus tard Adams, c'est que probablement les vapeurs phosphorées ont plus de tendance à intoxiquer localement les individus déjà affaiblis et cachectiques que les gens vigoureux.

D'autre part les lésions des maxillaires, que le système dentaire soit indemne ou non, ne sont pas les seules que l'on puisse observer dans l'intoxication par le phosphore. Dans une observation de Lorinser, publiée en 1845, on voit même ce fait que le malaire s'était mortifié le premier. Or, cet os qui n'a que des rapports de contiguïté avec le maxillaire supérieur, ne peut-il être atteint que par une affection générale, dont l'action est cependant élective sur les maxillaires. Dans le même ordre d'idées, on peut signaler les faits cliniques et expérimentaux de Wegner [1] qui vit amputer les cuisses d'un ouvrier en allumettes chimiques et qui avait constaté que chez lui le périoste très épaissi se décollait avec une facilité anormale de l'os sous-jacent légèrement atteint d'ostéite. A la suite de cette observation, il fit des expériences par lesquelles il réussissait à provoquer des périostites, des nécroses en faisant ingérer du phosphore sous forme pilulaire.

Un autre fait semblable, fut rapporté en 1886 dans la *Semaine médicale*. Il s'agissait d'un malade qui, à la suite

[1] Wegner. Der Influss des Phosphors auf den Organismus (*Virchow's Arch.*, 1872).

de l'usage du phosphore à l'intérieur, eut une nécrose du maxillaire inférieur.

Il est donc incontestable que le phosphore peut déterminer des ostéites, des périostites et des nécroses en dehors d'une action purement locale sur les maxillaires ou sur la gencive qui les recouvre. Mais il n'en est pas moins vrai que, dans nombre de cas, l'action locale exercée par la salive est indéniable.

On peut, avec Méars, associer les deux théories locale et générale. Cet auteur, en effet, a remarqué qu'à la suite de l'intoxication profonde due aux vapeurs phosphorées on pouvait constater des lésions dégénératives des parois artérielles : on pourrait alors admettre que la lésion artérielle prédisposerait un tissu rendu moins résistant aux altérations que cause le phosphore.

Cette théorie, aurait même l'avantage d'expliquer ce fait que ce sont les ouvriers employés depuis un temps assez long dans les usines où l'on manipule du phosphore qui sont les plus fréquemment atteints et qu'il est très rare de constater les lésions de l'ostéo-périostite chez ceux qui n'ont pas au moins trois ou quatre ans de séjour dans ces mêmes usines.

Strohl qui publia, peu de temps après Lorinser, une étude importante sur cette question, soutient au contraire que le phosphore à l'état de vapeurs agit localement. Pour lui, les acides du phosphore ou plutôt des vapeurs phosphorées se dissolvent dans la salive.

Celle-ci ensuite imbibe le tissu gingival, qui s'enflamme et se ramollit : bientôt, en raison de l'union intime du périoste avec la gencive, le maxillaire est lui-même en contact avec la substance toxique, la chute des dents survient alors, par suite de l'envahissement alvéolaire, puis la suppuration et la nécrose de l'os qui a tout d'abord été dénudé.

Cette théorie semble plus en rapport que la précédente avec les faits. Toutefois on peut encore lui faire quelques graves objections. Pourquoi la muqueuse gingivale est-elle seule atteinte? Pourquoi les muqueuses linguales, nasales et bronchiques, comme les gencives exposées aux vapeurs phosphorées, ne sont-elles pas aussi le siège d'une inflammation?

Pourquoi tous les ouvriers ne sont-ils pas également atteints?

Roussel d'abord, puis Bibra, Geist et Magitot ensuite vinrent répondre à cette objection en émettant une autre théorie. Ces auteurs, en s'appuyant sur des faits cliniques d'une part, et sur des expériences pratiquées chez des animaux de l'autre, admettent comme Strohl, que les vapeurs agissent localement, mais il font jouer à la carie dentaire un rôle indispensable. En effet, d'après ces auteurs, la pulpe de la dent étant mise à nu par la carie, le canal dentaire est une voie largement ouverte aux vapeurs morbigènes. Elles peuvent arriver ainsi en contact immédiat avec le périoste alvéolo-dentaire, de là elle s'étend au périoste maxillaire qui, décollé, altère les conditions de vitalité du maxillaire et entraîne la nécrose. Théophile Roussel a remarqué que les ouvriers atteints de cette affection, ont une ou plusieurs dents cariées.

Bibra et Geist soutiennent la même opinion, en s'appuyant sur des expériences faites sur des lapins.

Ils soumettent ces animaux à l'influence des vapeurs phosphorées, et ils ont vu que la nécrose n'apparaissait que si l'on avait préalablement arraché quelques dents ou brisé le maxillaire.

Magitot admet la théorie de Roussel; mais, pour lui, il faut non seulement une lésion dentaire, mais une carie pénétrante : il faut que la pulpe soit détruite ainsi que ses prolongements radiculaires : « Alors, dit Magitot, l'organe complètement vide est devenu une sorte de sac servant de réceptacle à une foule de matières, de détritus alimentaires, mucosités, etc. C'est ce contenu qui est précisément le refuge et le véhicule des agents phosphorés, lesquels cheminent ainsi jusqu'au périoste alvéolaire où ils provoquent la périostite alvéolaire, accident initial constant de la nécrose. Puis cette périostite, entretenue par l'apport incessant d'autres matériaux phosphorés, se propage aux parois osseuses alvéolaires, et l'ostéite, suivie de nécrose, prend alors la marche progressive et envahissante.

La thèse d'agrégation et les recherches postérieures de Trélat firent entrer la question dans une phase nouvelle. La théorie de Roussel, fit-il remarquer, ne peut s'appliquer à tous les cas. D'autre part, les expériences de Geist et Bibra ne peuvent être absolument démonstratives, car les conditions dans lesquelles ils plaçaient leurs animaux en expérimentation s'éloignaient trop de celles dans lesquelles se trouvent les ouvriers atteints de nécrose. Dans sa thèse, Trélat rapporte quatre observations d'ostéites et nécroses phosphorées, dans lesquelles les malades présentaient un appareil dentaire absolument sain. Haltenhoff [1] rapporte un fait semblable.

[1] HALTENHOFF, *De la périostite et de la nécrose phosphorique* (Thèse, Zurich, 1866).

Voici la théorie soutenue par Trélat ; elle rend compte d'un certain nombre de faits restés obscurs avec les opinions précédentes.

L'épithélium lingual, pharyngien et trachéal, est recouvert de couches épithéliales protectrices, qui muent sans cesse et ainsi défendent les organes sous-jacents contre l'action nocive des vapeurs du phosphore. Du côté des gencives il existe, en outre, un riche appareil glandulaire qui, pour emprunter les expressions de Trélat, est disposé à subir l'influence des vapeurs phosphoriques. Ce n'est donc plus le phosphore qui a une action élective sur les gencives.

Tout en faisant jouer aux glanules des gencives un grand rôle dans la pathogénie des ostéites phosphorées, Trélat est loin cependant de nier l'influence des dents cariées, qui peuvent prédisposer aux inflammations et permettre la pénétration de vapeur jusqu'au périoste, suivant le mécanisme invoqué par Roussel.

La théorie de Trélat, même combinée avec celle de Roussel, ne nous rend pas compte du fait suivant : pourquoi tous les ouvriers d'une même usine ne sont-ils pas atteints de la même maladie, puisque la constitution anatomo-histologique des gencives est partout la même ? Il semble qu'il faut admettre, en outre, une sorte de prédisposition. Un mauvais état général, les altérations vasculaires signalées par Méars, d'autres causes encore qui nous échappent sans doute, doivent entrer en ligne de compte dans la production de l'affection qui nous occupe.

Un autre point de la pathogénie de l'ostéite et de la nécrose phosphorée est le suivant : Quel est le mode d'action intime du phosphore sur les os ?

Pourquoi une substance qui entre pour une si grande partie dans la constitution du tissu osseux peut-elle, dans certaines circonstances, produire des désordres aussi considérables? C'est un point encore obscur, et sur lequel on n'a encore émis que des hypothèses.

Grâce aux recherches de Dupasquier et de Roussel, on sait que, dans les fabriques d'allumettes, les vapeurs phosphorées se composent surtout d'acide phosphoreux, qui, au contact de l'air, se transforme en acide phosphorique, d'un peu de phosphore, enfin de quantités minimes d'hydrogène phosphoré et d'acide hypophosphoreux. Mais, en définitive, c'est l'acide phosphorique qui domine dans l'air respiré par les ouvriers. Salters (Holmes, *System of Surgery*, vol. IV, p. 273) émet l'hypothèse suivante : L'acide phosphorique dissous dans la salive s'accumule sous le périoste, et forme peut-être à la surface de l'os un hyperphosphate incompatible avec la vitalité de l'os. J. Simon (*Medical Times*, 1850, I, p. 41) écrit que c'est plutôt à l'état d'hypophosphate que le phosphore agirait sur les os.

Mais, au lieu de ces hypothèses plus ou moins vraisemblables, ne vaut-il pas mieux dire que les vapeurs phosphorées agissent simplement comme substances irritantes, et déterminent une inflammation véritable du périoste, modifiant les conditions de vitalité de l'os jusqu'à amener la nécrose? C'est l'opinion de Félix Guyon dans son article MAXILLAIRE du *Dictionnaire encyclopédique*, où nous avons puisé un grand nombre de renseignements sur cette question.

Nous ne ferons que signaler, en terminant, l'hypothèse inacceptable et peu compréhensible de Bibra, qui fait jouer, dans la production des ostéites et nécroses phosphorées, le plus grand rôle à l'ozone.

Comme on le voit, la question pathogénique de cette affection est loin d'être tranchée; la plupart des opinions que nous venons de signaler sont plutôt des hypothèses que des affirmations basées sur des preuves solides. La science a été sans doute fixée sur différents points, mais elle est loin d'avoir dit son dernier mot sur cette importante question, surtout si l'on tient compte également de la rareté actuelle de cette affection, à cause des précautions hygiéniques que l'on prend dans les ateliers.

Nous donnons dans le tableau suivant les diverses théories émises sur l'ostéite et la nécrose phosphorées, avec les noms des auteurs qui s'en sont faits soit les promoteurs, soit les défenseurs.

OPINIONS ÉMISES SUR LA PATHOGÉNIE DE L'OSTÉITE ET DE LA NÉCROSE PHOSPHORÉES

1° DUPASQUIER. — Impureté du phosphore et surtout arsenic.

2° EBEL. — Carie dentaire et vice rhumatismal.

3° LORINSER, ADAMS. — Intoxication générale, véritable dyscrasie phosphorée.

4° STROHL. — Les vapeurs phosphorées agissent localement en se dissolvant dans la salive.

5° TRÉLAT. — Influence des glandes gingivales.

6° ROUSSEL, BIBRA, MAGITOT. — La carie dentaire serait la condition *sine qua non* de l'affection.

MODE D'ACTION DU PHOSPHORE SUR LES OS.

7° Salter. — Production d'hyperphosphate incompatible avec la vitalité de l'os.

8° J. Simon. — Production d'hypopophosphate au contact des vapeurs avec l'os, également incompatible avec la vitalité de l'os.

9° Bibra. — Le phosphore n'agirait pas seul, mais avec l'ozone??

10° Opinion actuelle (Méars). — Irritation du périoste et de l'os, altéré dans des conditions de vascularisation par l'intoxicateur.

II. Ostéite et nécrose par intoxication mercurielle, chromique, arsenicale.

— Pathogénie —

1° *Mercure.* — Idées anciennes sur les lésions osseuses, déterminées par le mercure. — Confusion avec les lésions que détermine la syphilis. — Le mercure agit comme un corps étranger, qui stimule les propriétés ostéogéniques de l'os. — Expériences de Buch.
2° *Acide chromique.* — Agit surtout localement comme caustique.
3° *Arsenic.* — Travaux récents de Brouardel et Pouchet, sur la présence d'arsenic dans le tissu spongieux des individus et animaux intoxiqués par ce poison. — Les lésions microscopiques ne sont pas connues.

Les altérations osseuses dues à des légions syphilitiques étaient autrefois mises sur le compte du mercure.

Mais s'il en était ainsi, l'action du mercure devrait se faire sentir d'abord sur tous les os et ensuite sur tous les individus exposés à l'intoxication.

Or il n'en est rien. Il n'y a guère que les maxillaires qui soient le siège de ces ostéites ou nécroses; aussi voit-on, dans ces ostéites, non pas une lésion osseuse primitive, mais une lésion secondaire, consécutive à la stomatite et à la gingivite, qui se produit généralement dans les cas d'intoxication mercurielle. Les rapports des gencives avec le périoste, on le sait, sont directs; la continuité de celles-ci avec celui-là n'est pas interrompue, on peut bien le dire.

Il n'y a donc rien d'étonnant qu'une gingivite très intense amène de la périostite, puis un peu d'ostéite, et consécutivement une nécrose partielle ou totale des maxillaires.

Le mercure, du reste, n'a pas d'action bien spéciale sur le tissu osseux. Il agit comme corps étranger, comme stimulant des propriétés ostéogéniques du périoste et de l'os. C'est ainsi que Buch, dans ses expériences qui consistaient à injecter du mercure dans l'artère nourricière d'un os, constata simplement, au bout de quelques semaines, un gonflement total de l'os, et portant sur la moelle, l'os lui-même et le périoste.

Il a surtout remarqué que les productions périostiques étaient très abondantes. Ces productions rapides de couches osseuses nouvelles nous expliquent comment la nécrose peut survenir :

1° Par suite du décollement et de l'altération du périoste;

2° Par suite de la compression des canaux de Havers

par couches osseuses nouvelles, d'où cessation de l'irrigation osseuse et mort de ce tissu.

On a observé quelquefois des lésions osseuses chez les ouvriers qui travaillent dans les fabriques de chromates et d'acides chromiques. Des chats et des chiens qui s'étaient tenus dans des endroits renfermant des parcelles de chromates ont été trouvés également porteurs d'ulcérations des pattes et des membres, semblant même atteindre le tissu osseux. Dans ce cas, il semble que la substance toxique n'agit que comme caustique, en détruisant tous les tissus y compris la gaine périostique des os.

Les inflammations osseuses, consécutives à la pénétration, dans l'organisme, d'arsenic et de ses dérivés, sont à peu près inconnues : nous devons cependant dire quelques mots de l'action de l'arsenic pris à dose progressive et de sa localisation sur le système osseux. Une remarquable communication de MM. Brouardel et Pouchet à l'Académie de médecine, de 1889 [1], a appelé l'attention sur ce fait, à savoir que, dans l'intoxication arsenicale, on trouvait toujours cet agent infectieux dans le tissu osseux, et surtout dans le tissu spongieux où il a de la tendance à se substituer au phosphore. Pouchet, en 1879 et en 1884, a institué des expériences sur des lapins et des chiens, et il est arrivé à quelques-unes des conclusions suivantes : « Quel que soit le mode d'introduction de la substance

[1] *Bulletins de l'Académie de médecine*, 1889, page 915 et suiv. (Note sur quelques-uns des symptômes de l'intoxication arsenicale aiguë et chronique, etc.).

toxique, ingestion gastro-intestinale, injection hypodermique ou intra-veineuse, l'arsenic s'accumule très sensiblement dans le tissu spongieux des os et s'y fixe de telle façon, que sa présence peut être décelée dans les os du crâne et les vertèbres notamment, quelque temps après que toute trace de poison a disparu des viscères, dans lesquels il se localise en plus grande quantité, tels que le foie.

« Cette localisation dans le tissu spongieux des os est particulièrement nette et intense lorsque l'arsenic est absorbé par petites doses longtemps prolongées.

« Il n'est pas sans intérêt de rapprocher cette localisation dans le tissu spongieux des os de l'arsenic ingéré à petite dose de celle que l'on observe dans le même tissu et dans les mêmes conditions avec le phosphore. »

Les auteurs que je viens de signaler se sont placés dans cette étude de la localisation de l'arsenic dans le système osseux surtout au point de vue médico-légal, et ils ne disent pas avoir rencontré d'ostéite ; mais il est difficile d'admettre qu'un agent aussi toxique ne détermine pas dans les os des phénomènes inflammatoires quand le phosphore en provoque d'une façon si marquée. Ce sera un point à rechercher, quand il sera donné d'observer des intoxications surtout chroniques par l'arsenic.

III. Ostéite des tourneurs de nacre.

— Pathogénie —

Historique. — Recherches d'Englisch, de Gussenbaur, de Frémy. — Opinion de Gussenbaur sur la pathogénie de cette ostéite. — Autre opinion assimilant cette affection à celle que l'on provoque en injectant du mercure dans l'artère nourricière d'un os. — Recherches infructueuses de Layet sur les ouvriers nacriers de Paris.

L'ostéite des tourneurs de nacre est une affection mal connue, qui n'a pas encore, je crois, été rencontrée en France, et sur la pathogénie de laquelle on est loin d'être fixé.

Englisch *(Wiener med. Wochenschr.)*, en 1870, a attiré le premier l'attention des pathologistes sur un certain groupe d'affections spéciales aux gens occupés au travail de la nacre.

Il signale notamment la fréquence d'ostéites à caractères spéciaux, à marche particulière chez eux. Gussenbaur [1], plus tard, observa un certain nombre de malades atteints de cette affection à la clinique de Billroth, et reprit l'étude commencée par English. Dans un mémoire publié en 1875, il étudia les symptômes, la marche de ces ostéites, et essaya d'en expliquer la pathogénie. Nous ne suivrons pas cet auteur dans toute cette étude; nous nous contenterons de rapporter ses idées sur la pathogénie et la nature intime de cette affection : son hypothèse est ingénieuse, mais c'est peut-être là son seul mérite.

[1] *Arch. f. klin. Chirurgie*, vol. XVIII, fasc. 4.

Pour Gussenbaur, la poussière de la couche la plus interne des écailles renfermant la nacre est répandue dans les ateliers en raison de sa finesse : elle est transportée avec l'air inspiré dans les poumons, où elle pénètre plus ou moins dans les éléments anatomiques, les lymphatiques et les ganglions voisins. Sous l'influence de l'acide carbonique du sang pulmonaire, ces carbonates calcaires sont dissous et la matière organique insoluble, découverte et nommée conchyoline par Fremy, reste seule.

En raison de sa faible densité qui rend son volume relativement considérable, elle peut jouer le rôle de corps étranger. Elle pénètre à travers les capillaires pulmonaires dans le cours du sang, et va s'arrêter généralement au niveau des portions juxta-épiphysaires des os, car c'est une affection surtout des adolescents. Ces parcelles déterminent dans ces points osseux des thromboses et, consécutivement, de véritables infarctus.

Telle est l'opinion de Gussenbaur. Parfois l'ostéite suppure; dans d'autre cas on observe simplement un gonflement osseux et périostique.

Au point de vue pathogénique, les différences de formes cliniques tiennent sans doute à ce que, dans les cas où il survient de la suppuration, des agents infectieux ont pénétré en même temps que les embolies nacrées, ou préexistant dans le sang, sont allés élire domicile dans les portions osseuses affaiblies déjà par des corps étrangers.

Au contraire, dans les cas où il n'y a pas de suppuration, il faut admettre que ces poussières agissent comme le mercure dans l'expérience de Buch, c'est-à-dire en excitant les propriétés ostéogéniques de l'os, du périoste et de la moelle.

Levy (*Berlin. klin. Woch.*, n° 45, 1889) relate les cinq premiers cas d'ostéites de nacriers observées à Berlin. Il n'étudie pas la pathogénie de cette maladie, mais explique la rareté plus grande de cette affection à Berlin qu'à Vienne, par ce fait que, dans la première de ces villes, on n'emploie pas à ce travail les jeunes gens.

Il insiste à propos de ces cas, sur le caractère récidivant de ces ostéites. Dans l'une de ces observations, on vit successivement se prendre le maxillaire supérieur, le maxillaire inférieur, le tiers inférieur de la diaphyse humérale.

Dans un autre cas, il y eut d'abord ostéite de l'omoplate droite, avec alternative pendant plusieurs années de récidives et de guérisons ; puis ce fut le tour du maxillaire supérieur droit et de la clavicule droite ; ensuite le maxillaire supérieur gauche fut atteint, puis successivement les trois derniers métacarpiens gauches et le fémur droit.

Nous n'insisterons pas davantage sur ces ostéites extrêmement rares. Layet[1] a visité à Paris tous les ouvriers nacriers et n'a pu constater une seule ostéite de cette nature.

[1] LAYET, Art. NACRIERS. In *Hygiène des professions et des industries*, Paris, 1875.

IV. Ostéites et ostéo-périostistes traumatiques.

— Pathogénie. —

La lésion dépend moins de l'agent physique que de l'infection ou de la non-infection.

Le traumatisme est plutôt une cause occasionnelle que déterminante.

— Qu'est-ce que l'ostéite de croissance au point de vue pathogénique ?

Des ostéo-périostites traumatiques proprement dites. — Ostéo-périostite des scieurs de long (Poncet).

Nous serons très bref sur la pathogénie de ces diverses ostéites, car, à propos des ostéomyélites, des ostéites tuberculeuses, nous insisterons sur l'importance considérable du traumatisme, sur le rôle joué par les congestions et l'action vaso-motrice du froid dans la détermination des lésions inflammatoires osseuses.

Ensuite, ces diverses ostéites ne présentent pas de caractères analogues, de ce fait, qu'elles reconnaissent comme origine la même cause. Le même traumatisme, suivant les sujets, pourra déterminer une simple ostéite congestive, une périostite albumineuse, ou une ostéite circonscrite, une ostéomyélite infectieuse ou une tuberculose osseuse, etc., etc. ; tout dépend des conditions dans lesquelles agit ce traumatisme.

En effet, lorsque la cause première a produit un trouble nutritif ou autre, un grand nombre de causes secondaires lui succèdent et peuvent modifier à l'infini le processus pathologique. Pour ces diverses raisons, nous ne nous étendrons pas longuement sur ces formes, qui ne méritent pas d'être considérées comme des entités morbides distinctes.

Les ostéites traumatiques, au point de vue pathogénique, doivent être divisées en deux catégories, suivant que l'agent vulnérant a déterminé une contusion simple sans effraction de la peau, ou une plaie pénétrante. Dans ce dernier cas, outre les dystrophies élémentaires primitives produites par le traumatisme, il y a généralement pénétration dans le tissu osseux d'agents infectieux, et alors on aura le plus souvent une ostéite suppurée.

Dans les cas où la peau n'a pas été déchirée, les phénomènes, tout en étant moins graves, n'en présentent pas moins une grande complexité. Là, en effet, l faut tenir compte :

De l'action de l'agent vulnérant sur les éléments de l'os ;

2° Des phénomènes congestifs d'origine réflexe, qui vont modifier la vitalité des cellules et favoriser la localisation des agents infectieux dans ce *locus minoris resistentiæ;*

3° Des phénomènes d'irritation causés par la présence de l'agent pathogène ;

4° Enfin de la nature du germe infectieux qui pourra être, là, le *Staphylococcus pyogenes*, ici, le bacille de Koch. Si nous voulions étudier séparément chacune de ces questions, nous serions obligés d'entrer dans des discussions que nous avons cru devoir placer plus utilement dans l'étude des ostéites infectieuses et tuberculeuses.

Certaines ostéites éclatent à l'occasion d'un coup de

froid. Ce sont généralement des inflammations qui cachent sous leur manifestation la diathèse rhumatismale. Nous étudierons ces processus pathologiques déterminés par le froid, soit à propos des ostéites rhumatismales, soit quand nous envisagerons la pathogénie de l'ostéo-périostite albumineuse. Contentons-nous de dire que là encore plusieurs facteurs interviennent; c'est d'abord la réaction nerveuse, puis les troubles vaso-moteurs qui vont affaiblir l'organisme osseux et souvent, aussi, créer une brèche par où pénétrera l'ennemi.

En somme, les ostéites *a frigore* ne constituent, pas plus que les ostéites traumatiques, une entité morbide.

Nous en dirons autant des ostéites congestives, des fièvres de croissance, que Bouilly a étudiées tout spécialement. Ces ostéites, qui aboutissent assez rarement à la suppuration, sont provoquées par une congestion plus ou moins intense au niveau des portions juxta-épiphysaires de l'os pendant la croissance.

Ces troubles vasculaires, croyons-nous, doivent être envisagés comme le premier degré de l'ostéite infectieuse.

La congestion active, la suractivité cellulaire qui se passent au niveau du curtilage de conjugaison, préparent le terrain. Reste à savoir si ces conditions suffiront à entretenir la vitalité des micro-organismes qui viendront s'y localiser : alors ou bien une résolution rapide surviendra, s'il ne s'ajoute rien d'infectieux à la congestion, ou bien la suppuration s'établira si des conditions suffisantes ont été offertes aux éléments pathogènes, qui sans cesse circulent dans le torrent circulatoire. Tout dépendra de la résistance de l'organisme, et du caractère plus ou moins infectieux de l'agent pathogène.

En résumé, dans ce groupe, où entrent tant de lésions différentes, nous ne croyons devoir signaler que certaines ostéo-périostites que M. le professeur Poncet appelle plastiques. C'est à peine s'il y a inflammation véritable, ou si elle existe elle ne se manifeste que comme déterminant une exagération des fonctions dévolues à l'os et au périoste. Le trauma, qu'il soit déterminé par un choc répété, par un frottement plus ou moins constant, par des pressions plus ou moins accusées, occasionnera des productions plastiques au-dessous des couches ostéogènes du périoste qui a été par ce fait irrité. Certaines cellules ont pu être détruites, mais le plus grand nombre sera simplement irrité et excitera une prolifération plus active; c'est ce qu'a bien démontré le professeur Poncet pour les ostéo-périostites du crâne des scieurs de long. La pression déterminée par le port de pièce de bois sur la tête amène peu à peu, d'abord un simple épaississement périostique, puis une production véritable de tissu osseux, et en fin de compte une périostose. Les périostites plastiques que l'on voit sous certains ulcères, sous certaines productions pathologiques, reconnaissent aussi, jusqu'à un certain point, la même cause.

C'est tout ce que nous pouvons dire actuellement sur les ostéo-périostites d'origine uniquement traumatique.

DEUXIÈME PARTIE

PATHOGÉNIE DES OSTÉITES PAR RÉACTION NERVEUSE

Ostéites nerveuses

— Pathogénie —

Ne sont-ce pas plutôt des troubles trophiques que des ostéites? Historique. — Pathogénie :

Troubles vaso-moteurs (théorie abandonnée). Le plus grand nombre des auteurs en font une lésion de la moelle épinière. Le bulbe serait également atteint quelques fois (Seeligmuller et Buzzard). Lésions des nerfs périphériques. (Mac-Adle, Déjerine). État actuel de la question.

Il existe tout un groupe d'ostéites et d'ostéo-arthrites que l'on place sous la dépendance de réactions et lésions nerveuses, et qui sont beaucoup plus du domaine de la médecine que de la chirurgie. Nous aurions été tenté volontiers de les éliminer de cette étude sur la pathogénie des ostéites, car elles semblent devoir être rapprochées beaucoup plus naturellement des troubles trophiques que des lésions inflammatoires. Nous nous sommes décidé cependant à les rattacher à l'étude qui nous occupe, d'abord parce que nombre d'auteurs en font une entité morbide qu'ils décrivent avec les ostéites ; ensuite parce que leur pathogénie a donné lieu à des considérations et à des théories qu'on ne peut séparer de celles des ostéites en général.

Les auteurs qui se sont surtout attachés à l'étude de cette affection sont : Brown-Séquard[1], Charcot[2], Vulpian[3], Blum[4], Regnard[5], Blanchard[6], Buzzard[7] et Debove[8], pour ne citer que les principaux. Généralement la lésion osseuse est secondaire, consécutive à une arthropathie. Ce sont surtout ces ostéo-arthropathies qui ont été étudiées. L'école de la Salpêtrière a jeté sur ce point de la pathologie nerveuse une vive lumière, comme elle l'a fait du reste pour tant d'autres. Mais, d'autre part, les chirurgiens ont eu aussi l'occasion d'observer des altérations osseuses bizarres, différant sensiblement des ostéites communes et qu'ils rattachent à une lésion du système nerveux central.

L'ataxie locomotrice s'accompagne fréquemment de fractures spontanées préparées par des altérations préalables du tissu osseux. Dans ces cas les os deviennent spongieux,

[1] Brown-Séquard. *Journal de Physiologie*, t. II, p. 75, 1875.

[2] Charcot, *Journal de Physiologie*. t. II, p. 108, 1859. *Leçons sur les maladies du système nerveux* (1re édition 1873).

[3] Vulpian, *Leçons sur les Maladies de l'appareil vaso-moteur*, 1875.

[4] Blum, *Des Arthropathies d'origine nerveuse*. (Thèse d'agrégation, 1875.)

[5] Regnard, *Analyse chimique d'os ataxiques*. (Ac. des sciences, 15 décembre 1879.)

[6] Blanchard. Sur les modifications des os dans l'ataxie locomotrice, (*Gaz. médicale*, 10 et 15, 1881).

[7] Buzzard. Lésions osseuses dans l'ataxie locomotrice. (*Revue d'Hayem*, t. XVIII, p. 525, 1er fasc., 1881.)

[8] Debove. Des altérations du tissu osseux chez les hémiplégiques. (*Un. médicale*, 1881). — Contribution à l'étude des arthropathies tabétiques. (*Arch. de neurologie*, 1881, no 5.)

friables, perdent leur consistance, et enfin se fracturent sans cause appréciable ou à la suite d'un trauma insignifiant. Richet[1], qui a bien étudié ces fractures, cite un malade qui se fractura le fémur en retirant ses bottes. Voisin, en 1875, à la Société anatomique, parla d'un malade qui en quatre mois se fractura sans causes appréciables, la clavicule et les deux os de la jambe au tiers supérieur. Hayem rapporta l'année suivante, une observation de trois fractures successives du même os.

L'examen histologique de ces os atteints d'ostéites nerveuses n'a pas toujours été fait, mais dans quelques cas, on a pu rencontrer des lésions parfaitement définies.

Richet a trouvé dans ces os une ostéite raréfiante, analogue à celle des vieillards, et surtout des vieilles femmes, au niveau du col du fémur. Les canalicules de Havers étaient dilatées, la moelle était revenue à l'état embryonnaire et enfin les ostéoplastes avaient disparu.

Blanchard qui a aussi étudié histologiquement ces ostéites y a trouvé toutes les lésions de l'ostéite raréfiante. Regnard envisageant la même question au point de vue chimique a trouvé dans les os altérés par lésions nerveuses une plus grande quantité de graisse qu'à l'état normal et surtout une diminution sensible des phosphates de chaux.

Mais n'insistons pas sur les altérations des os dans les affections nerveuses : n'oublions pas que la pathogénie seule doit nous occuper.

[1] RICHET, *France médicale*, 1874.

Charcot un des premiers a insisté sur les lésions osseuses consécutives à la paraplégie du mal de Pott, à la myélite aiguë, aux tumeurs occupant primitivement la substance grise spinale, aux lésions traumatiques des nerfs et aussi un des premiers a essayé d'en pénétrer la nature intime. Pour lui, les lésions médullaires seraient dans la grande généralité des cas, l'origine, le point de départ de la lésion ostéo-arthropathique. Les cornes antérieures altérées dans les troubles trophiques musculaires de la paralysie infantile et de l'atrophie musculaire progressive, le seraient aussi dans les ostéo-arthropathies des tabétiques. Des faits nombreux de Charcot, de Joffroy, de Pierret et Gombault, appuyés sur l'examen histologique, viennent à l'appui de cette opinion. Toutefois, le grand Maître de la Salpêtrière n'admet pas cette idée à l'exclusion de toute autre, car dans un cas de tabès, où des lésions osseuses existaient, il a cherché en vain, une lésion des cornes antérieures.

Par contre, les ganglions spinaux, dont on connaît bien maintenant le rôle trophique, étaient fortement tuméfiés. Charcot crut donc que dans certains cas, il était admissible que les ganglions spinaux pourraient bien jouer un certain rôle dans l'évolution pathogénique des ostéites nerveuses.

Westphal conteste assez vivement l'opinion de Charcot, et Seeligmuller[1] a de la tendance à ne pas incriminer la moelle seule dans les ostéites qui nous occupent. Pour lui, la moelle allongée jouerait un certain rôle, et ce serait

[1] SEELIGMULLER. Lésions osseuses dans l'ataxie locomotrice. (*Revue des Sciences médicales de Hayem*, t. XX, 1er fasc. 1882, p. 152.)

surtout les portions voisines des origines du pneumogastrique. Voici sur quoi cette hypothèse est basée :

Dans nombre de cas, on a vu chez les tabétiques des crises gastralgiques, des troubles intestinaux coïncider avec des altérations osseuses et articulaires. D'après Seeligmuller, ces troubles seraient tous dus à une altération de la moelle allongée qui, au voisinage des origines du vague, contiendrait un centre nerveux présidant à la nutrition des os et des articulations. La découverte de ce centre, si elle venait à être confirmée expérimentalement, expliquerait ainsi naturellement la coïncidence de lésions, de troubles cardiaques et gastriques, avec diverses altérations osseuses et articulaires.

Marc-Adle a réuni un certain nombre d'observations, dans lesquelles il vit survenir des ostéo-arthropathies chez des individus présentant des lésions des nerfs périphériques. Ces lésions surviendraient plutôt quand le nerf est simplement lésé, que quand il est sectionné complètement. A propos de la pathogénie des ostéites nerveuses, cet auteur croit peu à la théorie des centres nerveux altérés, et pas plus à la théorie qui fait de troubles vaso-moteurs l'origine d'ostéites. Pour lui, l'existence d'une névrite périphérique se propageant aux nerfs de l'articulation et du tissu osseux voisins, serait l'explication la plus plausible de la lésion que nous étudions.

Dans ces dernières années, des recherches ont été faites, soit au point de vue clinique, soit au point de vue expérimental sur l'état des nerfs périphériques dans les ostéo-arthropathies d'origine nerveuses, et elles ont confirmé l'opinion de Mac-Adle : Ce sont surtout les travaux de Déjerine, de Pitres et Vaillard, d'Oppenheim qui ont fait ressortir la fréquence et l'importance des lésions névritiques dans les altérations osseuses et articulaires.

Nous devons rapprocher de ces ostéo-arthropathies des membres certains cas de lésions osseuses des maxillaires signalés par Dubrueil, Cruveilhier, Labbé, Dolbeau, et étudiés plus récemment par Vallin. D'après cet auteur, ces lésions se rattacheraient évidemment à une altération du système nerveux, au même titre que les altérations osseuses dans le mal perforant plantaire.

Comment peut-on expliquer, maintenant qu'une lésion nerveuse puisse déterminer des altérations osseuses ?

On sait que le rôle des nerfs trophiques consiste à régulariser la nutrition des tissus, à établir un équilibre entre les phénomènes d'assimilation et de désassimilation. Que ce régulateur vienne à être altéré, immédiatement les éléments constitutifs du tissu osseux vont se modifier. Les ostéoplastes subiront une dégénérescence granulo-graisseuse analogue à celle que subit dans certains cas la fibre musculaire et la myéline des nerfs. Les autres éléments de l'os s'altèreront également, les canalicules de Havers se dilateront, bref nous verrons apparaître les différents processus destructifs de l'ostéite raréfiante.

« En réalité, comme l'a écrit Queen dans le dernier *Traité de Chirurgie*, nos connaissances actuelles sur le mode normal de nutrition des os et des articulations sont fort incomplètes; l'influence du système nerveux paraît évidente, son mode d'action devient problématique. Lorsqu'il s'agit des muscles et des nerfs, nous savons qu'il suffit d'interrompre les liens qui les rattachent à la cellule nerveuse, pour qu'immédiatement leur nutrition en soit profondément atteinte : en l'absence de toute espèce d'inflammation ou de troubles vasculaires, la simple section d'un nerf amène la dégénérescence du bout périphérique sectionné et celle des faisceaux musculaires auxquels il se distribue. On en conclut que les centres nerveux exercent une action trophique directe sur les nerfs et les muscles. Le mécanisme de la nutrition des autres tissus paraît plus complet. Sans doute il serait satisfaisant pour l'esprit, d'accepter par analogie des nerfs centrifuges allant aux éléments anatomiques et agissant incessamment sur leur vitalité, mais l'existence de ces nerfs, si l'on excepte peut-être certains épithéliums n'a jamais reçu de démonstrations. On est donc bien obligé de se rabattre sur l'hypothèse d'une action indirecte, exercée par l'entremise des nerfs sensitifs sur les nerfs vaso-moteurs. A l'état physiologique, les terminaisons sensitives recevraient à chaque instant une impression transmise ensuite aux centres et réfléchie sur les nerfs vasculaires : l'équilibre nutritif serait le résultat de cette excitation incessante. Par suite, la nutrition pourrait être lésée en vertu d'un trouble portant sur le centre ou sur les nerfs vaso-moteurs, ou bien sur les centres, ou sur les nerfs sensitifs. J'ajoute encore qu'une altération de ces derniers prive les organes d'un moyen de défense, en amenant la suppression de certains réflexes capables de les soustraire à une violence quelconque. En second lieu, des innombrables travaux qui ont eu spécialement la peau pour objet, il semble résulter que les troubles trophiques apparaissent moins par la suppression pure et simple de l'action nerveuse que par une perversion de cette action ; ils surviennent rapidement dès que la lésion a déterminé soit dans les nerfs, soit dans les centres nerveux, une exaltation de leur propriété, une irritation, une inflammation. Cette proposition importante a été pleinement confirmée par les observations qu'on a pu faire du côté des os et des articulations. On a essayé, en effet, de déterminer expérimentalement des lésions osseuses ou articulaires, en supprimant simplement l'action du système nerveux, en pratiquant des sections de la moelle épinière, des racines rachidiennes et des nerfs périphériques. Or, si les résultats paraissent au premier abord peu démonstratifs et parfois contradictoires, il n'en ressort pas moins que, en l'absence de phénomènes inflammatoires provoqués par l'opération ou par un traumatisme ultérieur, l'altération des os reste en général bornée à une simple atrophie souvent peu appréciable. De même dans les nombreux cas de plaies nerveuses simples observées chez l'homme, il est exceptionnel de voir mentionner une altération d'une surface articulaire ou d'un os. Les exemples d'ostéopathies ou d'arthropathies deviennent au contraire un peu moins rares, dès qu'on consulte l'histoire des lésions nerveuses spontanées ou bien encore celle des lésions traumatiques suivies de névrite ou de myélite.

Ces quelques considérations suffisent à faire comprendre que les arthropathies (et nous ajouterons les ostéopathies) dites d'origines nerveuses dépendent d'un mode de réaction spécial du système nerveux central ; cette réaction peut-être provoquée par une lésion de nerfs périphériques ou par une lésion des centres sensitifs; nous connaissons assez bien la voie centripète du réflexe pathologique, nous supposons que les vaso-moteurs sont la voie centrifuge, nous ignorons absolument où se fait la transformation de l'excitation morbide. »

Nous avons tenu à citer *in extenso* ces remarquables considérations sur la pathogénie des lésions osseuses que peuvent amener des altérations nerveuses. Dans l'état actuel de la science on ne peut rien dire de plus précis.

Nous résumons dans le tableau suivant les diverses théories émises sur la pathogénie des ostéites nerveuses.

TABLEAU DES DIVERSES HYPOTHÈSES ÉMISES SUR LA NATURE DES OSTÉITES NERVEUSES

THÉORIE ANCIENNE. — Lésion déterminée par des troubles vaso-moteurs (théorie abandonnée).

CHARCOT, BROWN-SÉQUARD, PIERRET. — Lésion des cornes antérieures de la moelle épinière.

CHARCOT. — Quelquefois lésion des ganglions spinaux.

SEELIGMULLER ET BUZZARD. — Lésion simultanée de la moelle et du bulbe.

MAC-ADLE, DEJERINE. — Lésions des nerfs périphériques comme pour le mal perforant.

TROISIÈME PARTIE

PATHOGÉNIE DES OSTÉITES DIATHÉSIQUES PAR TROUBLES PRÉALABLES DE LA NUTRITION

I. Ostéite rhumatismale.

— Pathogénie. —

Historique. — Adams, Charcot, Gosselin, Cadiat et Féréol, etc. — Le rhumatisme osseux est-il une ostéite? — Processus divers de l'ostéite rhumatismale. — Résumé des opinions émises sur sa nature intime. — Mode d'action de l'agent morbigène rhumatismal sur les os. — Doctrine de l'embolie. — Doctrine infectieuse. — Théorie névrotrophique. — Théorie humorale. — Théorie de Bouchard.

Les manifestations rhumatismales se font rarement sur le tissu osseux seul. Le plus souvent les articulations participent au processus inflammatoire dont nous allons étudier la pathogénie. Toutefois, dans certains cas, on a vu des ostéites dépendant, de la façon la plus explicite, de la diathèse rhumatismale, exister à l'exclusion de toute lésion articulaire. Gosselin, dans le *Dictionnaire de Médecine et de Chirurgie de Jaccoud*, a pu étudier trois formes d'ostéites rhumatismales, à savoir :

1° L'ostéite rhumatismale des os longs sans arthrite concomitante ?

2° L'ostéo-périostite rhumatismale des extrémités avec arthrite ;

3° L'ostéo-arthrite rhumatismale des os plats.

Nous n'avons pas à insister sur l'anatomie pathologique ou la symptomatologie de cette affection, sa nature intime, sa pathogénie seule devant nous occuper.

Adams semble le premier avoir envisagé et étudié, dans son *Traité du Rhumatisme goutteux*, l'ostéite rhumatismale, ou plutôt l'ostéo-arthrite rhumatismale.

Mais il ne fait qu'une mention très sommaire de cette forme d'ostéite sur les diaphyses. Cadiat et Féréol ont présenté à la Société clinique de Paris des observations sur cette affection, et ont surtout travaillé à en élucider la pathogénie.

Gosselin, dans ses cliniques non publiées, en avait également fait une étude soignée.

D'une façon générale, les documents sur cette question ne sont pas nombreux. D'autre part, certains auteurs contestent encore l'entité morbide de cette affection.

La première question que nous devons nous poser est celle-ci : Le rhumatisme peut-il causer sur le tissu osseux une véritable ostéite ?

Nous pouvons répondre affirmativement, en nous basant sur quelques observations, et surtout sur un cas d'ostéite rhumatismale de la mâchoire, bien observé et relaté par Cadiat.

Pendant la vie, on avait pu constater, en effet, un flux congestif notable, un gonflement, une chaleur propre à toute inflammation, une douleur intense à la pression ; enfin, signe plus capital encore, on trouva, à la nécropsie, une dilatation des vaisseaux du tissu osseux malade et atteint de prolifération active de ses éléments, comme le démontra l'examen histologique.

D'après Cadiat, cette ostéite se distingue des autres par l'absence de pus pendant son évolution, et aussi par son absence de séquestres nécrosiques. Pour lui, les caractères spécifiques de l'ostéite sont la présence de ces éléments qui servent à la génération de l'os nouveau, et le passage de la moelle à l'état fibreux. Nous n'insistons pas sur ces caractères, qui sont du domaine de l'anatomie pathologique, et après avoir admis cette affection comme entité morbide, examinons-en la nature.

Adams qui, le premier, signala le rhumatisme osseux en fait une dépendance directe du rhumatisme goutteux, siégeant généralement sur les épiphyses au voisinage des articulations, et pouvant dans quelques rares cas envahir également la diaphyse. Pour l'auteur anglais, les altérations osseuses seraient consécutives aux troubles survenus du côté des surfaces articulaires sous l'influence de la diathèse rhumatismale. Ces altérations pourraient évoluer suivant deux processus l'un hypertrophique, c'est le plus fréquent et l'autre atrophique, plus rare.

En 1877 et 1882 parurent deux mémoires de Cadiat sur cette question.

Ces travaux firent connaître les idées d'Adams et mirent au jour quelques notions nouvelles, mais peut-être un peu trop exclusives.

L'auteur anglais faisait débuter l'ostéite rhumatismale dans l'articulation. Cadiat s'efforça de démontrer au contraire qu'elle prend toujours ses origines dans les épiphyses des os longs, avant d'envahir l'articulation ; en un mot l'ostéite serait primitive et l'arthrite secondaire.

Il appuie son opinion sur des examens où les lésions caractéristiques, d'après lui du rhumatisme osseux, auraient été trouvées sans altérations du côté des articulations.

Féréol, peu de temps après le premier travail de Cadiat, fit la critique de celui-ci et vint aussi présenter quelques faits nouveaux.

Il est moins exclusif que Cadiat sur l'origine de cette ostéite. Voici du reste en quelques propositions le résumé de ses opinions sur ce point.

1° La diathèse rhumatismale peut porter son action sur le tissu osseux, consécutivement aux lésions articulaires de même nature et l'altérer soit dans le sens de l'atrophie soit dans celui de l'hypertrophie, mais contrairement à l'opinion d'Adams, ce tissu ne serait atteint que d'une façon tout à fait exceptionnelle quand il n'aurait pas subi de changement de volume.

2° Primitivement le tissu osseux peut être altéré dans le sens de l'ostéite aiguë ou chronique : les lésions articulaires sont alors consécutives et sur un plan absolument secondaires.

3° L'hyperostose rhumatismale primitive offre de nombreuses ressemblances avec les lésions syphilitiques scrofuleuses etc., etc. Actuellement nous ne possédons pas de signes bien précis, pour la distinguer de ces dernières altérations.

Gosselin, d'autre part, sans avoir été guidé par les notions très imparfaites d'Adams, et bien avant les travaux de Cadiat et Féréol, donnait l'ostéite rhumatismale comme entité morbide distincte et en montrait des exemples, non plus seulement comme les auteurs précédents sur des épiphyses et des os courts, mais sur les diaphyses des os longs tel que le tibia.

Les formes que Gosselin a surtout décrites, ce sont celles qui débutent sur la diaphyse, qui s'avancent jusqu'à l'épiphyse, mais sans attaquer l'articulation. Gosselin comme Feréol trouve l'opinion de Cadiat trop exclusive ; il admet des ostéites rhumatismales consécutives à une arthrite de même nature, et des autres purement osseuses.

Il semble également penser que, dans les ostéites avec arthrites, il y a simplement coïncidence de lésions osseuses et articulaires, sans qu'il faille admettre de relations entre elles.

Charcot, enfin, dans ses *Maladies des vieillards*, a étudié cette question, et sans qu'on puisse trouver dans ses écrits une idée bien arrêtée sur la nature de l'ostéite rhumatismale, on voit cependant qu'il fait de cette affection, comme de tous les rhumatismes articulaires chroniques, un processus pathologique dérivant du rhumatisme aigu qui aurait, pour ainsi dire, passé d'emblée à la forme chronique ; en effet, la clinique démontre que presque toujours la forme chronique se développe spontanément sans passer par la forme aiguë.

A côté de ces diverses opinions, nous pouvons encore en citer une, que nous avons entendu avancer comme probable par plusieurs de nos maîtres dans les hôpitaux de Lyon. Je veux parler de la nature nerveuse de ces lésions. Il s'agirait là de véritables troubles trophiques qui amèneraient ce gonflement des épiphyses, qui les rendraient plus faibles et moins résistantes, bref, qui les mettraient dans des conditions de vitalité différentes à plusieurs points de vue de ce qui existe à l'état normal.

Nous résumons dans le tableau suivant les opinions émises sur la nature de cette affection :

ADAMS. — Affection sous la dépendance du rhumatisme goutteux se propageant de l'articulation aux épiphyses voisines et quelquefois jusqu'à la diaphyse.

CHARCOT. — Lésion rhumatismale chronique consécutive à du rhumatisme aigu, qui a passé inaperçu.

CADIAT. — Les lésions osseuses sont toujours primitives.

GOSSELIN. — Opinion éclectique. Il admet la théorie d'Adams concomitamment à celle de Cadiat.

La pathogénie pure de l'ostéite rhumatismale, le mode d'action de la diathèse rhumatismale sur le tissu osseux n'a pas été, pour ainsi dire, étudié.

Les manifestations articulaires du rhumatisme aigu, au contraire, au point de vue pathogénique, ont fait l'objet de nombreuses recherches. Si, d'autre part, nous pouvons comparer ce qui se passe du côté des articulations et des couches para-articulaires à ce qui se passe du côté des couches périostiques et parostales, nous serons en droit d'appliquer, par induction, ce qui se produit au niveau des articulations aux os eux-mêmes.

Les théories pathogéniques du rhumatisme, d'après Bouchard, se réduisent à quatre principales : la doctrine embolique, la doctrine parasitaire, la théorie névrotrophique, et enfin la conception humorale.

Nous allons envisager ces diverses théories surtout au point de vue du rhumatisme osseux aigu.

Dans la première théorie, soutenue par Pfeufer, Hueter, Hotop, des particules solides émanées des valvules cardiaques, iraient faire embolies dans divers vaisseaux, et amener des troubles variés. Mais cette théorie, battue en brèche de tous côtés, ne doit plus faire partie que de l'historique de la question qui nous occupe. Elle tombe du reste d'elle-même devant ce fait, que souvent les lésions endocardiques n'existent pas, ou surviennent longtemps après le début d'autres manifestations, soit articulaires, soit osseuses.

La doctrine infectieuse, plus plausible que la précédente, rallie plus de partisans, mais ne satisfait pas complètement l'esprit. Dans cette théorie, soutenue d'abord par Hueter, puis dans ces dernières années par Klebs, les lésions articulaires (et nous ajouterons par induction les lésions osseuses) seraient le résultat de la fixation dans les tissus qui vont devenir malades d'agents phlogogènes organisés, de monades, comme les caractérise Klebs. Cet organisme parasitaire pénétrerait dans le sang par une voie non encore parfaitement déterminée.

Pour Hueter, avant le refroidissement (cause de toute poussée rhumatismale) le corps est plus ou moins en sueur, les orifices glandulaires dilatés rendent possible la pénétration des agents phlogogènes déposés à la surface de la peau. Ces agents perforent alors les parois des glandes sudoripares des vaisseaux, arrivent dans le sang, et de là vont se déposer dans différents points de l'économie, dans le tissu osseux pour le cas que nous envisageons.

Bouchard, malgré la constatation faite par lui-même de ces micro-organismes dans des formes graves de rhumatisme, qu'il préfère nommer pseudo-rhumatismes infectieux, Bouchard, dis-je, résiste, suivant ses propres expressions, à l'entraînement et à la séduction de la doctrine infectieuse de Klebs.

Cette théorie cependant, si elle ne peut guère s'appliquer aux formes chroniques du rhumatisme osseux, semble cependant assez en rapport avec certaines ostéites dites rhumatismales, présentant un degré d'acuité qui peut les faire assimiler à des ostéites infectieuses. Ces formes aiguës ont été signalées surtout par Gosselin, et éclateraient souvent dans la diaphyse des os longs, sans aucune manifestation articulaire. Pour ces raisons, nous aurions de la tendance à admettre la théorie de Klebs, pour les formes aiguës, tout en la trouvant insuffisante pour expliquer les formes chroniques.

Bouchard, tout en reconnaissant que la théorie de Hueter et de Klebs est admissible, n'en maintient pas moins la prévalence des altérations humorales, et l'influence des troubles préalables de la nutrition.

« Je ne sais, dit-il, ce que l'avenir réserve à la doctrine infectieuse du rhumatisme; mais si elle doit être un jour démontrée, elle devra faire cette concession, que la monade rhumatismale exige pour se développer, un organisme modifié par la nutrition retardante, et qu'elle attaque de préférence les hommes dans la famille ou dans les antécédents desquels on peut retrouver avec une fréquence exceptionnelle, toutes les maladies que nous attribuons à la nutrition ralentie. »

A côté de la théorie infectieuse, il faut signaler la

théorie névrotrophique soutenue par Heymann et basée sur des faits de Mitchell, de Froriep, de Canstatt, où l'on a vu des phénomènes d'arthrites, d'ostéo-arthrites, consécutives à une lésion du système nerveux.

D'après cette théorie, l'agent excitant serait le froid qui, transmis aux centres nerveux, mettrait en jeu par une sorte d'action réflexe, son influence trophique et produirait des ostéo-arthropathies telles qu'on en rencontre dans l'ataxie locomotrice et autres affections nerveuses. Cette action trophique du système nerveux pourrait, d'après Bouchard et autres, être mise en jeu par l'excitation que le froid produit sur l'extrémité des nerfs cutanés, et retentirait sur tout l'organisme, modifiant l'activité du mouvement de la matière dans chaque élément anatomique, viciant la nutrition et créant l'altération humorale, cause prochaine de rhumatisme.

On a également supposé que cette altération humorale pourrait résulter d'une réaction nerveuse trophique ne s'exerçant que sur l'appareil sudoripare par l'intermédiaire du refroidissement. Leurs sécrétions seraient modifiées, et amèneraient la rétention de certains produits toxiques.

Mais ce n'est pas le cas ici d'exposer cette théorie dans tous ses détails.

Disons simplement qu'au point de vue des ostéites rhumatismales, cette théorie inadmissible pour les formes aiguës, ne laisse que de nous séduire pour les ostéo-arthrites chroniques qui ressemblent tellement aux altérations osseuses nerveuses, qu'on n'établit leur nature rhumatismale que grâce à des commémoratifs sur les antécédents rhumatismaux.

Reste la théorie humorale. Depuis longtemps déjà on a rangé le rhumatisme dans la catégorie des dyscrasies acides. Pour les uns on observerait chez les sujets rhumatisants une prédominance de l'acide acétique ; pour la plupart de l'acide urique, pour d'autres enfin on trouverait dans les liquides d'un organisme rhumatisant de l'acide lactique en quantité notable. Nous signalons cette dernière théorie assez admise à cause d'une opinion déjà ancienne de Billroth, qui faisait de la première phase des ostéites une destruction des éléments constitutifs de l'os et surtout des calcaires par l'acide lactique.

En résumé, nous voyons que ces diverses causes pathogéniques du rhumatisme n'expliquent qu'imparfaitement ce que nous observons dans le rhumatisme osseux. Si nous pouvions nous permettre quelques conclusions sur ce que nous venons d'étudier nous dirions volontiers que les formes aiguës du rhumatisme semblent s'expliquer avec assez de vraisemblance par la théorie infectieuse de Klebs tandis que la forme lente évoluant sur les épiphyses semble plutôt en rapport avec la théorie névrotrophique à cause de sa ressemblance avec les ostéo-arthropathies des ataxiques.

PATHOGÉNIE DU RHUMATISME AIGU APPLIQUÉE AU RHUMATISME OSSEUX

PFEUFER-HUETER. — Doctrine de l'embolie partant des valvules cardiaques (théorie abandonnée).

HUETER-KLEBS. — Doctrine infectieuse. Monade de Klebs.

HERMANN-MITCHELL. — Théorie névrotrophique.

THÉORIE HUMORALE PAR DYSCRASIE. — Dyscrasie acétique, urique, lactique.

BOUCHARD. — Maladie causée par un ralentissement de la nutrition.

II. Ostéite déformante de Paget.

— Pathogénie —

Est-ce une véritable ostéite? Analogie et différence avec l'ostéomalacie. — Présence fréquente d'hyperostose. — Rapports douteux avec la syphilis et le cancer. — Rapports cutanés avec la goutte et le rhumatisme. — Reproduction chez les animaux de cette dystrophie par section nerveuse.

Sous le nom d'ostéite déformante, Paget à décrit une affection des os se montrant à l'âge moyen de la vie, évoluant lentement, sans altérer la santé générale, mais amenant des changements de volume, de forme et de direction de l'os malade. Notre but n'est pas d'étudier cette affection du reste peu connue. Un article de M. Eugène Vincent de Lyon dans l'*Encyclopédie internationale de chirurgie* [1] et la communication de M. Pozzi, au premier Congrès de chirurgie, représentent l'état actuel de la question. Nous voudrions seulement étudier la nature et la pathogénie de cette affection Mais précisément ce sont les deux points de cette affection qui sont les plus obscurs, et sur lesquels, il faut l'avouer, on n'a presque émis que des

[1] *Chirurgie des os et articulations.* Paris. 1890, J.-B. Baillière.

hypothèses. M. Vincent, se basant sur un examen histologique fait par M. Buttin, et d'autre part sur la marche clinique de l'affection, croit devoir faire rentrer cette ostéite dans le cadre de l'ostéomalacie vraie, mais ce serait pour ainsi dire une forme atténuée, bénigne et susceptible peut-être de guérison. Toutefois, dans cette forme, on trouve des hyperostoses qu'on ne rencontre pas dans l'ostéomalacie. M. Vincent l'explique par une inflammation modérée amenant du côté du périoste des phénomènes de réparation plus actifs que ne sont les phénomènes concomitants de résorption au niveau des canaux de Havers. Dans les formes graves, dans l'ostéomalacie vraie, il se produit des phénomènes de résorption tellement rapides, que toute réparation ou apposition nouvelle de substance osseuse est impossible. Mais dans le fond, dit M. Vincent, c'est le même processus : ici, arrivant à son apogée d'une manière fatale, plus ou moins rapidement ; là, restant à sa période de début et se manifestant d'une manière plus bénigne. Telle est l'opinion de M. Vincent, basée comme on le voit sur des considérations d'ordre anatomiques, pathologiques, et cliniques de la plus grande valeur; aussi propose-t-il d'appeler ostéomalacie hypertrophique bénigne, l'affection que Paget a nommé l'ostéite déformante.

Pozzi, au premier Congrès français de chirurgie, a fait une importante communication sur la même affection pour laquelle il propose la dénomination nouvelle de pseudo-rachitisme sénile.

Au point de vue de la pathogénie, Pozzi ne donne pas de faits bien nouveaux. Il rejette l'influence de la syphilis, conteste fortement la diathèse cancéreuse ou néoplasique.

Il fait jouer à la goutte une influence bien plus grande, en raison du nombre d'observations où elle est signalée. Dans une seule observation de Trèves le rachitisme fut mentionné. Chez un de ses malades atteint d'ostéite déformante, Pozzi a trouvé des traces nombreuses de scrofule. Il rapporte également quelques paroles prononcées en séance solennelle au Congrès royal des chirurgiens d'Angleterre (1882), par sir J. Paget. Pour l'éminent chirurgien anglais, le mode d'origine de cette affection serait dû à une suite de transformisme morbide, à une véritable déviation d'un type primitif, modifié plus ou moins par l'hérédité et par les diathèses.

Ce qui semble de plus certain d'après les diverses observations de maladie de Paget, c'est que les gens qui ont été atteints de cette affection étaient des dyscrasiques acides. D'autre part, les chirurgiens anglais ont pu noter dès le début chez leurs malades, les stigmates caractéristiques des dyscrasies que l'on classe encore sous le nom d'arthritisme, migraine, névralgie, gravelle urique, goutte surtout.

Richard, dans sa thèse inspirée par Lancereaux, s'est efforcé de mettre en relief la parenté qui existerait entre la maladie osseuse de Paget et le rhumatisme chronique.

Schiff et d'autres physiologistes ont montré que l'on pouvait rencontrer chez des animaux auxquels on a pratiqué des sections nerveuses, des dystrophies osseuses semblables. Ils auraient ainsi de la tendance à en faire une ostéite nerveuse.

Enfin Hutchinson, sans s'appuyer sur des faits bien précis et par simple vue de l'esprit, semble plutôt faire de l'affection qui nous occupe une maladie microbienne.

En résumé, nous avons là une affection fort mal connue, surtout dans sa pathogénie. Les idées que l'on a encore sur elle sont donc des hypothèses simples. En voici le résumé.

PAGET-LUNN. — Manifestation osseuse de l'arthritisme.

RICHARD-LANCEREAUX. — Forme particulière du rhumatisme osseux.

SCHIFF. — Ostéite nerveuse.

VINCENT. — Affection inflammatoire légère représentant une forme atténuée de l'ostéomalacie.

HUTCHINSON. — Maladie infectieuse ?

POZZI. — Pseudo-rachitisme sénile.

Ce serait certainement après la maladie de Paget qu'il conviendrait d'étudier cette maladie bizarre du tissu osseux à laquelle Marie a donné le nom d'acromégalie : mais malgré les travaux assez nombreux qui ont vu le jour dans ces derniers temps sur cette question, sa nature intime n'est rien moins que connue : les hypothèses qui ont été émises sur ce sujet sont encore étayées sur des recherches trop récentes pour trouver place ici. Nous laisserons donc systématiquement de côté la pathogénie de l'acromégalie : nous ne nous occuperons pas davantage de l'ostéo-porose sénile, de l'ostéomalacie qui ne constituent pas à proprement parler des ostéites.

III. **Ostéites scorbutiques.**
— **Pathogénie** —

La lésion primitive est une hémorragie sous-périostée. — Lieux d'élection de ces ostéites. — Maxillaires, thorax, bassin. — Forme simple, plastique. — Forme suppurée.

Les manifestations osseuses du scorbut, si elles ne sont que très peu étudiées dans les classiques, ne sont néanmoins pas très rares. Mais ces lésions ne présentent pas de particularités remarquables, ce qui nous explique, jusqu'à un certain point, le silence des auteurs sur cette question.

Dans le scorbut on voit se former entre l'os et le périoste de petits foyers sanguins qui, quelquefois, sont assez volumineux pour constituer de véritables hématomes : voilà la lésion primitive. Nous n'avons pas à expliquer la pathogénie de ces hémorragies ; elles se produisent sous le périoste par le mécanisme qui préside à leur formation dans le reste de l'organisme, c'est-à-dire d'après Bafle, consécutivement à une altération du sang.

Les extravasions sanguines peuvent également se produire dans l'intérieur du tissu spongieux, au centre de la cavité médullaire. Les maxillaires, les os du thorax, du bassin, du rachis, des mains et des pieds, sont des points d'élection pour les manifestations osseuses du scorbut.

Ce foyer sanguin primitif constitué, les phénomènes pathologiques peuvent évoluer suivant deux formes différentes :

1° Si l'individu est robuste, s'il peut se placer dans les conditions hygiéniques qui combattent si sérieusement le scorbut, l'épanchement sanguin se résorbera, sans laisser de traces de son existence; à peine pourra-t-on sentir une légère hyperostose au niveau du point où le périoste a été soulevé.

2° Si, au contraire, le scorbutique est affaibli, s'il se trouve exposé à une hygiène mauvaise, ce foyer hémorragique, primitivement aseptique, va s'infecter et va constituer un bouillon de culture favorable au développement des agents infectieux qui continuellement circulent dans le sang, cherchant un point affaibli de l'organisme où ils pourront coloniser.

La suppuration surviendra alors dans le foyer hémorragique, le pus envahira les parties profondes de l'os, et, bref, on aura une véritable ostéite, semblable à celle que l'on voit survenir chez les malades affaiblis, après les fièvres graves, typhoïdes, scarlatineuses, par exemple.

Quant à établir d'autres rapports entre le scorbut et l'ostéite, ceci semble difficile dans l'état actuel de la science.

IV. Ostéo-périostite albumineuse. — Pathogénie —

Synonymie. — Historique — Quelques faits expérimentaux. — Pathogénie : c'est une manifestation rhumatismale (Ollier, Poncet, Duplay). C'est une lésion infectieuse ou inflammatoire (Nicaise, Lannelongue, Heydenreich, Roser). Ganglion périostal (Riedinger). Classification des ostéo-périostites albumineuses d'après A. Poncet.

L'affection nommée périostite albumineuse par M. le professeur Ollier, fut décrite pour la première fois en 1874 par M. Poncet, de Lyon [1]. Plus tard elle fut l'objet d'études particulières de la part de Gosselin [2], qui l'appela ostéo-périostite albumineuse; de Nicaise [3], sous le nom d'ostéo-périostite séreuse; de Duplay [4] sous la dénomination de périostite externe rhumatismale. Enfin deux thèses de Paris, celle de Takvorian et celle de Catuffe, puis, à l'étranger, le mémoire de Riedinger [5] et l'étude faite par Roser [6] sur cette affection, vinrent faire connaître quelques faits intéressants. Riedinger donne à

[1] PONCET. *Gazette hebdomadaire*, 1874-1888.

[2] GOSSELIN. *Dict. de médecine et de chirurgie pratique de Jaccoud*, t. XXV, art. OSTÉITE.

[3] NICAISE. Des épanchements séreux inflammatoires dans le tissu cellulaire et de l'ostéo-périostite séreuse. — Des abcès séreux. (*Revue mensuelle de médecine et de chirurgie*, 1879).

[4] DUPLAY. Périostite rhumatismale externe (*Arch. de médecine*, 1880).

[5] RIEDINGER. Ueber Ganglion periosteal (Periostitis albuminosa) (Leipzig, 1887, et *Province médicale*, 1888).

[6] ROSER. Zur Lehre von der Periostitis albuminosa (*Centralblatt für Chirurgie*, 10 décembre 1888).

cette lésion le nom de ganglion périostal. Toutefois, malgré ces travaux nombreux, la nature intime et la pathogénie de la périostite albumineuse sont encore fort douteuses. Si l'on a pu à ce sujet émettre des hypothèses plausibles, aucune cependant n'est à l'abri d'objections même sérieuses.

Avant d'aborder la pathogénie et l'étude des idées émises sur cette affection, jetons un coup d'œil sur certaines notions expérimentales qui pourraient nous éclairer. Tout d'abord, comme le dit M. Vincent, d'Alger, la présence d'albumine n'ajoute pas grand intérêt à la nature de la maladie, puisque c'est un caractère commun à la plupart des liquides de l'économie. D'autre part, quand on détermine chez un animal une lésion osseuse intéressant spécialement le périoste, on peut, dans une première phase des accidents inflammatoires, observer un épanchement léger, séreux et albumineux. Cet épanchement peut se montrer rapidement, affecter une marche aiguë, que l'on retrouve dans la clinique ; dans d'autres cas au bout d'un certain temps il passe à la purulence. N'est-ce pas là ce qu'on a observé dans nombre de cas d'ostéites traumatiques ?

On peut, chez les animaux, déterminer des abcès tuberculeux à marche lente : on voit encore là, que souvent le liquide qu'il renferme, s'il n'est pas absolument clair et citrin comme dans quelques observations d'Ollier, présente néanmoins une transparence relative et surtout une notable proportion d'albumine.

Or, précisément, la plupart des cas publiés sous le nom d'ostéo-périostite albumineuse peuvent se ranger sous les deux chefs suivants :

1° Cas traumatiques.

2° Faits pathologiques comprenant le rhumatisme et l'infection.

C'est aussi ce qu'on trouve au point de vue expérimental.

Le siège de la collection albumineuse est variable : les unes sont situées entre le périoste et l'os ; d'autres se développent ou dans l'épaisseur du périoste, ou bien entre lui et les couches parostales : à ces dernières formes conviendrait mieux le nom proposé par Nicaise : abcès séreux sous-périostique.

Au point de vue de la nature intime et de la pathogénie de ces différentes formes, les chirurgiens sont divisés en deux groupes :

Les uns avec Ollier, Poncet, Gosselin, Terrier, Cattuffe et Vincent en font une entité morbide à part, une maladie spéciale qu'ils comprennent du reste d'une façon un peu différente les uns des autres. L'autre camp, représenté par Heidenreich, Lannelongue, Riedinger et Roser, fait de l'ostéo-périostite albumineuse une lésion traumatique simple ou une lésion inflammatoire infectieuse qui a subi la transformation séreuse. Les auteurs que je viens de signaler en dernier lieu s'appuient pour soutenir leurs idées, sur ce fait, que nombre d'épanchements tuberculeux des séreuses commencent à être clairs limpides, transparents avant de devenir troubles et purulents.

Reprenons maintenant séparément les opinions des divers chirurgiens que nous venons de signaler, sur la pathogénie de l'ostéo-périostite albumineuse.

La périostite albumineuse, dit M. Poncet, et c'est aussi l'avis de M. Ollier, reconnaît pour cause habituelle le froid et peut être, par cela même, considérée comme de nature rhumatismale.

Dans les observations de M. Ollier, c'est, avec le traumatisme, la seule cause qu'on puisse invoquer.

Le début de l'affection survient souvent, comme pour le rhumatisme, à l'occasion d'un refroidissement : l'affection débute par une douleur plus ou moins aiguë au niveau de l'extrémité osseuse atteinte, puis surviennent du gonflement, de la fièvre, et des symptômes généraux concomitants.

MM. Ollier et Poncet insistent aussi sur ce fait, que les périostites albumineuses éclatent généralement au niveau de la portion juxta-épiphysaire et pendant la période de croissance du squelette. Un autre point qui permet aux deux professeurs de Lyon d'attribuer au rhumatisme une large part dans ces périostites, c'est qu'il suffit souvent d'un vésicatoire pour entraîner leur disparition complète. Dans quelques cas ils ont constaté une véritable suppuration, survenant soit spontanément soit après une ponction.

Une fois seulement, M. Ollier a constaté un épanchement albumineux aigu, après une lésion traumatique.

Dans d'autres cas, il les a notés comme accident chronique et éloigné d'un trauma, et par suite pouvant être contesté au point de vue étiologique.

Duplay soutient la même théorie ; il est même plus affirmatif que MM. Ollier et Poncet, et fait du rhumatisme la cause essentielle de ces périostites albumineuses, qu'il appelle périostite externe rhumatismale ; pour lui, l'affection se développe surtout dans les couches externes du périoste. Dans un article des *Archives générales de*

Médecine, il relate un cas de ces périostites externes, survenant chez un malade en puissance de diathèse rhumatismale, et chez lequel des attaques articulaires coïncidaient avec des poussées congestives ou exsudatives du côté de la tumeur.

A cette occasion, le professeur de Paris reprit les observations déjà publiées, et remarqua que, dans toutes, on notait le rhumatisme et le froid comme cause occasionnelle. « D'autre part, dit-il, si l'on admet la nature rhumatismale de ces périostites séreuses, on se rend parfaitement compte des particularités que ces inflammations présentent.

Le rhumatisme, continue-t-il, étant une maladie ayant fort peu de tendance à la suppuration, on comprend que cette inflammation reste au premier degré, et ne se développe avec symptômes de purulence, que sous l'influence de poussées congestives répétées, de traumatisme, etc., etc. »

Le siège lui-même de cette inflammation a sa raison d'être. Dans la diathèse rhumatismale, le tissu conjonctif est souvent pris.

Duverney et Guyon n'ont-ils pas démontré l'existence de certains œdèmes rhumatismaux qui envahissent un membre tout entier, et qui sont caractérisés anatomiquement par la diffusion de sérosité dans les mailles du tissu conjonctif ?

Telle est l'opinion de Duplay. La périostite albumineuse d'Ollier et de Poncet est une manifestation locale de la diathèse rhumatismale.

En 1879, Nicaise, dans un mémoire publié par la *Revue de Chirurgie*, étudie l'affection qui nous occupe sous le nom d'ostéo-périostite séreuse avec abcès sous-ou extra-périostique. Il compare ces épanchements albumineux aux épanchements de sérosités développés sous l'influence de l'inflammation dans le tissu cellulaire, et qu'il a étudiés et nommés abcès séreux.

Après avoir démontré que la dénomination de périostite séreuse était plus en accord avec les notions de pathologie générale, il divise ces abcès séreux en deux catégories, suivant qu'ils siègent au-dessous ou au dehors du périoste. Pour lui l'affection est d'ordre inflammatoire, consécutive à un traumatisme ou une autre lésion pathologique, tels que foyers tuberculeux.

Dans les cas traumatiques, on pourrait invoquer le mécanisme signalé par Morel Lavallée pour les décollements traumatiques de la peau située sur un plan résistant, tel que le *fascia lata*, l'aponévrose sacro-lombaire, c'est-à-dire la rupture des vaisseaux artériels, veineux et lymphatiques laissant transuder de la sérosité. Nicaise n'a pas de tendance à admettre cette pathogénie. Il croit plutôt que dans la majorité des cas, l'épanchement de sérosité est non pas une hémorragie séreuse, mais un exsudat inflammatoire. Il insiste, en s'appuyant sur deux observations de Lannelongue, sur la concomitance de ces abcès séreux avec des lésions tuberculeuses de voisinage.

Quant à Lannelongue, il croit à la nature tuberculeuse de ces abcès, qui pour lui seraient causés par une irritation propagée par les vaisseaux lymphatiques, ou produits par des fongosités périostales limitant une cavité kystique.

Gosselin fait également de la périostite albumineuse une lésion inflammatoire. Il la détache du rhumatisme pour la mettre sous la dépendance de la croissance, au niveau des portions osseuses juxta-épiphysaires. Il nomme cette affection pseudo-kyste séreux, et il la rapproche des kystes des mâchoires, au voisinage des racines dentaires plus ou moins malades, ou des cavités à contenu séreux des os longs, qu'il nomme faux abcès.

Quant au mécanisme de la sécrétion du liquide, Gosselin la met sous la dépendance de l'écoulement d'une petite quantité de sang, de l'écrasement d'un peu de tissu cellulo-adipeux, quand il y a eu traumatisme, et d'un exsudat d'ordre inflammatoire dans les autres cas.

Enfin, et pour terminer cet exposé d'opinions diverses, signalons celles d'Heydenreich, de Poulet et Bousquet, ainsi que celles plus récentes de Riedinger et de Roser.

Pour les trois chirurgiens français que nous venons de signaler, ces abcès séreux ne seraient autre chose qu'une manifestation scrofulo-tuberculeuse, qu'une gomme tuberculeuse déterminant d'abord des douleurs légères mais persistantes, puis du gonflement. La fluctuation survient, et quand le chirurgien incise, il sort un liquide filant, séreux, qui finit quelquefois par suppurer. Pour Heydenreich, l'existence de ce liquide séreux peut soit précéder, soit suivre le pus, c'est-à-dire qu'une gomme tuberculeuse peut, après avoir donné naissance à du pus caséeux, voir, sous l'influence de modifications diverses ce pus devenir plus clair, plus filant, bref, devenir séreux. Dans d'autres cas ce liquide existe d'*emblée*, et ce n'est que plus tard qu'on voit survenir du pus, avec retentissement plus ou moins intense sur les tissus du voisinage.

Le mémoire de Riedinger, paru en 1887, n'est qu'une

revue de la question qui nous occupe. Il propose de donner à cette affection le nom de ganglion périostal, en raison de la ressemblance du liquide de la périostite albumineuse avec celui que l'on rencontre dans les kystes synoviaux du poignet, appelés communément ganglions.

Le travail de Roser, paru peu de temps après celui de Riedinger est plus intéressant. Tout d'abord il se refuse à admettre la périostite albumineuse comme entité morbide. Il croit que c'est une sorte de pseudo-ostéite rhumatismale, reconnaissant pour cause un agent infectieux.

Il cite à ce propos l'observation d'un jeune homme de dix-sept ans qui présentait une ostéomyélite infectieuse d'un fémur avec collection purulente tandis que sur le fémur opposé, il trouvait une collection albumineuse sous-périostique. Pour lui la même cause a présidé à ces lésions. Il rapporte que Schlange a observé des cas semblables de collections albumineuses avec séquestre, et que Paget avait déjà signalé cette forme sous le nom d'abcès sans pus.

Roser ne croit pas que toutes les périostites albumineuses reconnaissent pour cause le *Staphylococcus ;* mais qu'il faut aussi faire jouer à la tuberculose et au traumatisme un certain rôle dans la pathogénie de cette affection.

En résumé, nous voyons que la pathogénie de cette affection est encore fort obscure, malgré les travaux assez nombreux auxquels elle a donné lieu. On doit dire avec Riedinger que tous les cas qui ont été publiés sous le nom de périostite albumineuse n'appartiennent pas, vraisemblablement, tous à la même maladie.

Pour M. le professeur Poncet (communication orale), ces diverses périostites albumineuses que nous venons de signaler devraient être toutes groupées sous la dénomination de périostites exsudatives, nom qui leur a été donné par Verneuil et alors elles pourraient se diviser en :

1° Ostéo-périostite albumineuse rhumatismale.

2° Ostéo-périostite albumineuse traumatique pouvant dans un premier degré être comparée aux épanchements sous-cutanés de Morel-Lavallée, et renfermant à un deuxième degré des cas où le traumatisme a déterminé pour ainsi dire un cal liquide.

3° Ostéo-périostite albumineuse inflammatoire consécutive à une lésion tuberculeuse ou infectieuse.

Le premier groupe de ces ostéo-périostites mérite de rester comme entité morbide, ou si on le veut comme manifestation du rhumatisme; le liquide est représenté par une humeur analogue au blanc d'œuf, c'est-à-dire se laissant étirer en filament lorsqu'on en prend une goutte entre le pouce et l'index et qu'on éloigne légèrement et lentement les deux doigts.

La deuxième catégorie représente à son premier degré, les épanchements que l'on détermine chez les animaux par une contusion intéressant le périoste sans le rompre. Dans le deuxième degré on a un véritable cal liquide ayant peu de tendance à se résorber, pour certaines causes. Ainsi, dernièrement, entrait dans le service de M. le professeur Poncet, un malade présentant une vaste collection liquide de la cuisse. On crut tout d'abord à un abcès, attendu que le malade avait, quelques années auparavant, présenté une ostéite du fémur ; or, au moment de l'incision de cette poche liquide, il s'écoula une sérosité qui peut être évaluée à 500 ou 600 grammes, et qui était filante, visqueuse et albumineuse. En examinant les choses de près, M. Poncet trouva une fracture de l'os au niveau de la collection qui représentait jusqu'à un certain point le cal.

Sans doute, à la suite de cette fracture, il s'est produit un exsudat, qui au lieu d'avoir des propriétés plastiques comme dans les cals ordinaires, au lieu de se résorber partiellement, a persisté à l'état liquide en raison de certaines conditions dues très probablement à l'état pathologique de l'os. Voici du reste cette observation intéressante telle qu'elle a été publiée par M. Poncet dans la *Gazette hebdomadaire* de 1888 :

Observation.

« Joseph R..., cultivateur, âgé de quarante-cinq ans, est entré à l'Hôtel-Dieu de Lyon (salle Saint-Louis), le 2 décembre 1887. L'histoire pathologique de ce malade remonte à la première enfance. Vers l'âge de neuf ans, il fut atteint d'une ostéo-périostite aiguë de l'extrémité inférieure du fémur gauche. Cette ostéite juxta-épiphysaire s'accompagna d'un abcès qui se fit jour au-dessus du condyle interne du fémur. Après six mois passés au lit, l'enfant put se lever et marcher, mais pendant les cinq années qui suivirent, un trajet fistuleux persista, des accidents inflammatoires survinrent de temps à autre, l'obligeant à garder un repos complet pendant quelques semaines. La cicatrisation de la fistule interne coïncide avec la formation d'un autre abcès, puis d'une fistule dans le creux poplité; cette dernière persista jusqu'à l'âge de vingt-neuf ans. L'articulation du genou est restée indemne, aussi la marche était-elle possible sans douleur, sans claudication; le membre inférieur gauche devait rendre les mêmes services que le droit, car le malade fit le siège de Paris comme mobile.

« Cet homme était dans un état de santé aussi satisfaisant que possible, il pouvait se croire complètement guéri lorsque, vers les premiers jours de novembre dernier, il éprouva des douleurs dans la cuisse gauche; ces douleurs qui n'existaient d'abord que pendant la marche, devinrent bientôt continues; quinze jours après leur début, le malade était obligé de garder le lit. A ce moment, aucun signe local n'avait appelé son attention.

« Le 28 novembre, quatre jours avant son entrée à l'Hôtel-Dieu, le malade en quittant sa chaise pour gagner le lit que l'on venait de faire, tomba, sans savoir, dit-il, pourquoi et comment; on dut le relever, le transporter sur son lit; depuis lors, impotence complète du membre inférieur gauche.

« A partir de la chute survint une tuméfaction lente, sans œdème, sans changement de coloration de la peau, ; le genou, la hanche ne sont ni douloureux, ni tuméfiés. La cuisse est le siège d'un gonflement notable, mais, au lieu d'être cylindrique, elle est surtout augmentée de volume à sa partie antéro-externe, où l'on constate une fluctuation des plus nettes. La pression est douloureuse à ce niveau; douleurs spontanées à peu près nulles.

« État général bon; pas de température appréciable à la main.

« 5 *décembre*. — Large ouverture avec le bistouri, de

la collection liquide à sa partie antéro-externe. Pour arriver à l'épanchement, on traverse une couche, musculaire épaisse. Issue avec abondance d'un liquide séreux, légèrement filant, d'une teinte rose foncée. Une certaine quantité recueillie dans un verre à champagne donne naissance, après vingt-quatre heures de repos à trois couches distinctes : la première de 2 centimètres environ d'épaisseur, constituée par du sang ; la deuxième, séreuse, d'une teinte jaune verdâtre, occupe presque la totalité du verre ; en contact avec elle se trouve une troisième et dernière couche de 2 à 3 millimètres de hauteur, d'aspect huileux et constituée, en effet, par des petites gouttes de graisse.

On reconnaît la fracture du fémur.

« Drainage en puits ; antisepsie rigoureuse ; immobilisation.

« Pendant les trois premiers jours, écoulement séreux assez abondant ; ablation du drain ; pansement antiseptique avec de nombreuses couches de gaze iodoformée et de coton boriqué destiné à rester un certain temps en place.

« *21 décembre.* — On renouvelle le pansement ; la cuisse est le siège d'une tuméfaction considérable, la plaie est en voie de réparation, mais les bourgeons ont un aspect douteux, on pourrait croire à un ostéo-sarcome du fémur développé dans un vieux foyer pathologique.

« Le côté malade mesure une circonférence 6 centimètres de plus que le côté sain.

18 janvier. — La plaie est cicatrisée, la cuisse a diminué de volume ; la différence entre les deux côtes n'est plus que de 45 millimètres.

« A partir de ce moment, qui fut aussi celui de l'occlusion de la plaie, la consolidation parut marcher assez rapidement.

« A la date du 2 février, les deux fragments étaient réunis par un cal suffisamment solide pour permettre au malade de soulever le membre inférieur gauche, de détacher le talon du lit.

« *27 mars.* — La circonférence de la cuisse gauche au niveau du cal est de $0^m,55$; à droite, de $0^m,51$. Différence 4 centimètres ; le malade sent son membre de plus en plus solide. En essayant de refouler le pied avec la main on ne produit aucune douleur et le malade repousse vigoureusement la pression. Il quitte l'Hôtel-Dieu le 31 mars en s'appuyant sur des béquilles. On lui recommande de ne pas mettre le pied à terre avant, au moins, un mois, date à laquelle il devra se présenter pour savoir si la marche doit lui être permise avec un tuteur prenant un solide point d'appui sur l'ischion. »

En dernier lieu, d'après la classification de M. Poncet, nous trouverons les ostéo-périostites albumineuses d'origine tuberculeuse ou infectieuse. Celles-ci ne constituent pas à proprement parler, une entité morbide ; elles représentent simplement une forme rare, à laquelle aboutissent des lésions inflammatoires.

Nous résumons dans les tableaux suivants les dénominations diverses de l'ostéo-périostite tuberculeuse et les opinions qui ont été émises sur sa pathogénie.

SYNOYMIE DE LA PÉRIOSTITE ALBUMINEUSE

OLLIER, PONCET. — Périostite albumineuse.

DUPLAY. — Périostite externe rhumatismale.

NICAISE, VERNEUIL. — Ostéo-périostite séreuse. — Périostite exsudative.

RIEDINGER. — Ganglion périostal.

OPINIONS ÉMISES SUR LA PATHOGÉNIE DE L'OSTÉO-PÉRIOSTITE ALBUMINEUSE

OLLIER, PONCET, DUPLAY. — Affection rhumatismale.

NICAISE. — Affection inflammatoire d'origine traumatique ou tuberculeuse.

GOSSELIN. — Affection liée à la croissance et se rattachant aux ostéites congestives.

LANNELONGUE, HEYDENREICH. — Affection représentant une forme des gommes tuberculeuses suppurées.

ROSER. — Affection pseudo-rhumatismale déterminée par un agent infectieux, staphylocoque ou bacille.

QUATRIÈME PARTIE

OSTÉITES PAR INFECTION. — PATHOGÉNIE

Ostéomyélite des adolescents.

Pathogénie. —

Historique. — Étude des agents morbigènes. De l'existence simultanée de plusieurs espèces d'agents infectieux dans un même foyer ostéomyélitique. — Portes d'entrée du microbe. — Mode d'action des agents infectieux. — Des conditions qui favorisent l'éclosion des ostéomyélites.

Historique. — La pathogénie de l'ostéomyélite infectieuse est peut-être une des mieux connues. Cette question, grâce aux découvertes récentes, mais nombreuses faites sur le terrain de la microbiologie, est à l'ordre du jour, et si certains points restent encore dans l'obscurité, nous pouvons dire que la lumière ne tardera pas à se faire complètement sur eux, si l'on peut en juger par les résultats acquis dans ces dernières années. Avant d'entrer dans l'étude de la pathogénie de l'ostéomyélite, jetons un coup d'œil rétrospectif sur les idées anciennes que l'on avait relativement à sa nature.

L'historique de cette question, envisagée au point de vue de la pathogénie seule, peut se diviser en trois périodes.

Dans la première, qui s'étend jusqu'aux mémorables travaux de Chassaignac sur les abcès sous-périostiques aigus, cette affection est à peine différenciée des ostéites ordinaires.

Dans la seconde période, qui commence à Chassaignac pour aller jusqu'à ces dernières années, où la découverte des agents infectieux causant l'ostéomyélite a fait entrer la question dans une phase nouvelle, nous trouvons la pathogénie de l'ostéite infectieuse des adolescents mieux étudiée; mais la cause intime de cette affection échappe encore aux cliniciens comme aux anatomo-pathologistes.

Enfin, dans la troisième période, caractérisée par de nombreux travaux sur la nature infectieuse de l'ostéomyélite, nous voyons toute une série de travaux sur les agents microbiens capables de déterminer cette affection.

Revenons maintenant, avec quelques détails, sur chacune de ces périodes.

La première période, qui, comme nous l'avons dit, s'étend jusqu'à Chassaignac, comprend des travaux dans lesquels la périostite phlegmoneuse diffuse est soupçonnée, sans être toutefois nettement différenciée des ostéites communes. La nature intime de l'affection n'est même pas entrevue; l'étiologie est absolument banale : c'est celle de l'ostéite simple. Ces travaux, très complets au point de vue clinique, sont presque complètement muets sur la pathogénie. Les plus recommandables sont, en Angleterre, les mémoires de Crampton : *On Periostitis*, celui de Weiss : *Inflammation of the Periosteum and deepseated cellular membrane ending in the death of the bone, or destruction of the joints.*

Signalons enfin deux mémoires importants : celui de

Rognetta, intitulé : *De la Périostite et de son Traitement*, et celui de Gerdy, sur *la Périostite et la Médullite*.

La deuxième période, que l'on pourrait appeler période clinique, laisse dans l'ombre, comme la période précédente, la cause intime de l'ostéomyélite. La caractéristique de ce moment est de voir dans cette affection un processus morbide, déterminé surtout par des causes générales, et évoluant presque exclusivement pendant la croissance. Chassaignac distingue deux formes à cette affection : l'une évolue entre le périoste et l'os, c'est l'abcès sous-périostique aigu ; l'autre, l'ostéomyélite, évolue dans l'intérieur du canal médullaire, et présente une gravité plus grande que la forme précédente.

L'école de Strasbourg, représentée par Schutzenberger et E. Boeckel, ayant remarqué que cette affection survient fréquemment sous l'influence du froid humide, croit trouver dans le rhumatisme, l'élément pathogène de cette affection à tendance phlegmoneuse; aussi, voyons-nous, l'ostéomyélite être appelée par ces auteurs : *périostite rhumatismale*. Giraldès et Louvet reprirent, plus tard, l'opinion de l'ancienne école française.

En 1858, cette affection recevait un nouveau nom basé sur un symptôme clinique. Klose, de Breslau, étudie sous le nom de décollement spontané des épiphyses, une affection consécutive au rhumatisme aigu. Il l'envisage aussi au point de vue de sa nature, de son origine intime, et lui donne le nom de *méningo-ostéophlébite*. Ce nom indique que le système veineux est le premier atteint, — contrairement à ce qui se passe dans d'autres ostéites, où les lésions prédominent dans le système artériel. Signalons aussi, pour ne citer que les plus importants, les travaux de Gosselin et d'Ollier sur cette question. Ils font ressortir le travail congestif qui se passe au niveau du cartilage de conjugaison ou dans la portion bulbeuse de l'os pendant la croissance, travail prédisposant aux inflammations suppuratives aiguës des os. Pour ces motifs, Gosselin nomme cette affection : ostéite épyphisaire des adolescents, et M. Ollier, plus justement encore : ostéite juxta-épiphysaire. Enfin, Lannelongue, confirmant les données précédentes, propose l'appellation d'ostomyélite aiguë.

En somme, dans cette période, la pathogénie de cette affection n'est qu'effleurée.

Dans la troisième période, que l'on pourrait nommer période microbienne, on reconnaît que l'ostéomyélite est causée par un agent infectieux qui, après avoir pénétré dans l'organisme, va coloniser dans certains points du squelette présentant une moindre résistance, ou ayant été affaiblis préalablement.

Nous devons rattacher à cette période les noms de MM. Schuller, de Rosenbach, de Becker, de Fédor Krauss, d'Ogston, de Rodet et Jaboulay.

Pour ces auteurs, le *Staphylococcus aureus* et *albus*, le *Streptococcus* plus rarement, sont les agents morbigènes de l'affection qui nous occupe : c'est la localisation de ces microbes au niveau généralement de la portion juxta-épiphysaire des os, qui amènera la périostite phlegmoneuse diffuse.

Voici par ordre chronologique les principales découvertes faites sur ce point.

En 1874, Lucke et Klebs trouvent dans le pus de périostites des *micrococci* qu'ils ne font guère, du reste, que singaler.

L'année suivante, Eberth fait la même constatation.

En 1880, Pasteur reprend la question et signale l'identité du microbe de l'ostéomyélite et du furoncle ; aussi fait-il de la périostite phlegmoneuse diffuse un furoncle des os.

Becker, en 1883, après avoir cultivé cet agent infectieux et signalé les particularités que présentent ces cultures, en fait des injections à des animaux chez lesquels il a pratiqué, au préalable, des fractures simples. Ces injections, faites dans le système veineux, déterminent des suppurations au niveau du traumatisme et révèlent, pour ces agent infectieux, ce qu'avait montré Schuller pour la tuberculose, à savoir, l'influence considérable jouée par le traumatisme dans la localisation et le développement du staphylocoque.

En 1884, Rosenbach reprend les descriptions du microbe de l'ostéomyélite et lui donne le nom de *Staphylococcus pyogenes aureus*. Pour lui, c'est bien l'agent morbigène de l'ostéomyélite ; mais ce parasite, qui dans le tissu osseux produit du pus, est le même que celui qui donnera naissance aux autres suppurations de l'organisme.

En un mot, c'est un agent pyogène et voilà tout ! Il ne jouit d'aucune spécificité. La même année Fedor Krause, réussit à produire des suppurations, par des injections intra-veineuses de culture de staphylocoques, sans avoir produit de traumatisme sur les animaux en expérience. Mais ces suppurations ainsi obtenues, ne se localisaient pas dans un point fixe de l'économie ; tantôt les abcès apparaissaient dans les os, tantôt le pus se montrait dans les articulations, les muscles, le tissu conjonctif sous-cutané, etc., etc. Krause n'osa pas conclure à l'identité des lésions qu'il obtenait ainsi et de celle de l'ostéomyélite.

Il était réservé à un de nos jeunes maîtres lyonnais de démontrer cette identité. M. Rodet, en 1884, par des expériences analogues à celles de Rosenbach et de Krause, montra, que l'on peut reproduire chez le lapin, une affection en tout semblable à l'ostéomyélite. Il démontra ce fait important, que l'agent infectieux a toujours de la tendance à se localiser dans la région juxta-épiphysaire, comme l'avait depuis longtemps démontré la clinique.

En 1885, on découvrit à côté du *Staphylococcus aureus* de Rosenbach le *Staphylococcus albus*, qui se retrouvait du reste dans la plupart des affections suppuratives aiguës. Cette découverte due à MM. Socin et Garré, fut annoncée au monde scientifique au Congrès français de chirurgie de 1885.

N'oublions pas les travaux lyonnais sur cette question :

MM. Rodet et Jaboulay, à la suite de patientes recherches, montrent que les *Staphylococcus aureus* et *albus* se rencontrent fréquemment associés et que ces deux formes sont identiques excepté au point de vue de la couleur de leur culture. Ces auteurs croient que ces deux agents ne peuvent pas se transformer l'un en l'autre. Nous étudierons un peu plus loin ce dernier point et nous montrerons que l'aureus sous l'influence de certaines conditions peut se transformer en albus et *vice versa*.

Pour les deux professeurs agrégés, que je viens de citer, ces deux staphylocoques sont absolument spécifiques de l'ostéomyélite, mais en outre on peut les rencontrer dans d'autres suppurations.

Mais dans ces derniers temps, la question de l'ostéomyélite aiguë infectieuse s'est élargie considérablement au point de vue de sa pathogénie. MM. Lannelongue et Achard dans une série de recherches cliniques et expérimentales ont montré que contrairement à l'idée des expérimentateurs lyonnais, les staphylocoques pyogènes *aureus* et *albus* ne sont pas les seuls à posséder le pouvoir de produire l'ostéomyélite des adolescents. Il faut mettre à côté d'eux le *Staphylococcus pyogenes citreus* de Passet, le streptocoque que l'on avait trouvé avant Lannelongue associé au staphylocoque mais jamais seul, le pneumocoque et enfin le bacille typhique bien qu'avec ces deux derniers organismes, la reproduction expérimentale des altérations osseuses typiques n'ait pu être faite dans les mêmes conditions qu'avec les précédents : Ce sont des faits tout récents dont la connaissance est due surtout aux travaux de Lannelongue qui vient de démontrer que non seulement il y avait pluralité des espèces capables d'engendrer l'ostéomyélite mais que les lésions qui reviennent à chacune d'elles sont aussi un peu différentes.

M. Lannelongue soit au Congrès de chirurgie de 1891 soit dans une communication plus récente, a établi les faits suivants :

Les ostéomyélites dues au *Staphylococcus pyogenes aureus* sont de beaucoup les plus fréquents : les lésions dues à cet agent, se manifestent sous forme d'abcès sous-périostiques siégeant de préférence sur le tibia, sur l'humérus, dans les régions juxta-épiphysaires. Les nécroses sont plus ou moins limitées et les articulations du voisinage sont assez fréquemment envahies.

Le *Staphylococcus albus* qui serait une espèce différente de l'*auréus* produit aussi des ostéomyélites véritables mais aurait une virulence bien moindre. Les désordres qu'il produit sur le squelette seraient plus difficiles à déterminer. Ils seraient moins considérables mais revêtiraient les mêmes formes à savoir, abcès sous-périostiques, abcès intra-osseux, décollements épiphysaires des os longs. Les abcès auraient une couleur blanche, différente de la couleur jaune verdâtre des abcès produits par le staphylocoque doré.

MM. Lannelongue et Achard continuant leur série de recherches expérimentales et cliniques sur les agents de la suppuration dans l'ostéomyélite, ont publié récemment une note sur la présence du *Staphylococcus citreus* dans un ancien foyer d'ostéomyélite [1].

Au point de vue clinique, il s'agit d'une petite fille de neuf ans amenée à l'hôpital Trousseau pour une suppuration de l'avant-bras, développée dans les circonstances suivantes : après une chute de sa hauteur, cette enfant parut n'éprouver aucun trouble et se servit de sa main comme précédemment. Mais, trois ou quatre jours après, elle commença à souffrir. Le médecin qui la vit alors, crut à une fracture, et appliqua un appareil qui resta en place pendant six semaines. Pendant ce temps, il se forma un abcès qui s'ouvrit à la face dorsale du poignet. D'autres abcès survinrent et quatre mois après l'accident, on constate que le radius est le siège d'une hypérostose notable. L'un des orifices fistuleux fut détergé avec soin et l'on fit sourdre de la profondeur quelques gouttes d'un pus crémeux, verdâtre. Ce pus recueilli donna des cultures pures de *Staphylococcus citreus*.

[1] *Archives de médecine expérimentale*, I, 1892.

Les auteurs précités ont fait des inoculations avec ces cultures et ont reproduit toute la série des lésions osseuses et viscérales qu'on obtient avec les autres staphylocoques.

Sa virulence paraît intermédiaire à celles du staphylocoque orangé et du staphylocoque blanc, ou du moins il fallait en employant les cultures non atténuées, une dose un peu plus élevée du *citreus* que de l'*aureus* pour produire les mêmes lésions.

Ce staphylocoque citrin, paraît à MM. Lannelongue et Achard en raison de sa couleur propre, de sa fixité, être bien un type distinct, capable d'entretenir à lui seul la suppuration osseuse. C'est donc une nouvelle variété microbienne à ajouter à celles déjà connues de l'ostéomyélite.

En résumé, d'après M. Lannelongue, il y aurait des ostéomyélites,

à *Staphylococcus aureus*
à *Staphylococcus citreus*
à *Staphylococcus albus*

C'est encore M. le professeur Lannelongue qui a publié les deux premiers faits d'ostéomyélite due à des streptocoques et observés chez l'homme. Dans ces deux observations et une autre publiée plus tard par cet auteur, ainsi que dans un cas relaté par Chipault le streptocoque était pur, sans association et l'affection était primitive.

L'expérimentation a démontré également qu'on pouvait reproduire l'ostéomyélite de croissance de la même façon avec le streptocoque et le staphylocoque ; mais les lésions sont un peu différentes : les abcès siègent surtout à la partie inférieure des diaphyses, au voisinage ou au contact des cartilages de conjugaison et enfin dans la moelle des extrémités diaphysaires du tibia et du fémur.

Les séquestres seraient plus rares qu'avec le staphylocoque et les arthrites de voisinage ou à distance plus fréquentes.

Voici les caractères cliniques assignés par Lannelongue aux ostéomyélites à streptocoque.

« Le début paraît être aigu et se rapprocher des formes graves de l'ostéomyélite à staphylocoque. Mais à moins que l'infection ne se généralise en présentant les caractères de la pyohémie, l'état général ne tarde pas à présenter une détente que justifient d'ailleurs, les modifications locales des parties malades ; ainsi la fièvre précédée ou non de frissons, après avoir été intense, tombe en deux ou trois jours en subissant des oscillations de un degré du matin au soir. Les douleurs spontanées semblent moins intenses que dans l'ostéomyélite à staphylocoque et cependant on détermine par la pression sur l'os atteint, une douleur vive, dont l'intensité augmente à mesure qu'on se rapproche du mal. L'examen du gonflement montre aussi des différences nouvelles avec ce qu'on voit dans l'ostéomyélite à staphylocoque. La suppuration y est plus prompte et la fluctuation très nette et très rapidement apparente : il semble que la fonte des éléments anatomiques qui contribuent avec la diapédèse à produire le pus, soit prompte et rapidement complète : de plus la suppuration prend vite d'assez vastes proportions ; elle est diffuse et abondante.

« La peau rougit vite et présente les caractères des angiolencites réticulaires ou de l'érésipèle ; il y a un œdème sous-cutané assez étendu. On ne voit pas se dessiner sous la peau le réseau veineux si remarquable de l'ostéomyélite à staphylocoque ; dans celle-ci, la dilatation veineuse sous-cutanée autour du foyer, et plus exactement vers la racine des membres, semble indiquer que l'infection se propage par les veines, ou du moins que les produits microbiens eux-mêmes pénètrent de l'os dans les veines, dont ils amènent la dilatation secondaire. On pourrait toutefois fournir du fait une autre explication, et dire avec le professeur Bouchard et Charrin que les produits solubles agissent par l'intermédiaire des centres nerveux ou directement en paralysant les vaisseaux périphériques de manière à favoriser la diapédèse ».

L'adénite des ganglions qui reçoivent les lymphatiques de la région malade seraient aussi pris dans la plupart des cas : il semblerait que le streptocoque aime les voies lymphatiques, comme le démontre l'envahissement des ganglions et des articulations, tandis que le staphylocoque infecterait l'économie par la voie sanguine.

Les lésions osseuses de l'ostéomyélite par le streptocoque, se verraient assez souvent chez des nouveau-nés, dont les mères auraient présenté des accidents puerpéraux. Les déterminations osseuses dues au streptocoque seraient un peu moins graves que celles qui accompagnent l'infection par staphylocoque. Les sequestres seraient aussi plus rares.

C'est encore à M. Lannelongue que l'on doit les deux premières observations d'ostéomyélites véritables dues au pneumocoque. Dans ces deux cas il n'y avait pas de lésions des voies aériennes et pas de fracture préalable. Il est certain dans la première observation que le transport du pneumocoque s'est fait par la voie circulatoire car dans l'autopsie, une endocardite indiquait la réalité de l'infection sanguine.

La preuve expérimentale de ce genre d'ostéomyélite n'est pas encore faite, pas plus que celle de l'ostéomyélite due au bacille typhique, mais leurs propriétés pyogènes sont assez bien établies pour qu'on ne puisse guère leur refuser le pouvoir de produire également l'ostéomyélite dans l'espèce humaine. Au reste depuis longtemps on a observé des malades qui furent d'abord soignés pour des fièvres typhoïdes et chez lesquels on vit apparaître brusquement une manifestation osseuse ostéomyélitique : dans ces cas, on disait naguère encore, que les débuts de l'affection n'étaient autre chose que le début d'une périostite phlegmoneuse diffuse méconnue : maintenant il est possible que l'on constate en y regardant de près une dothiénentérie véritable dans laquelle le bacille typhique amène après quelques jours une ostéomyélite véritable. Ce serait un point à étudier.

M. le professeur Poncet (communication orale) a observé dans son service un malade qui avait du côté du fémur des hypérostoses analogues à celles que l'on rencontre chez les ostéomyélitiques anciens. Le début de l'affection avait été brusque s'était accompagné de fièvre, bref on retrouvait dans les commémoratifs tous les symptômes de l'ostéomyélite infectieuse aiguë. Ce malade longtemps après cette première poussée ressentit de nouveau dans son fémur anciennement atteint des douleurs assez vives qui le décidèrent à entrer à l'Hôtel-Dieu. Il fut opéré, et contrairement à ce que l'on attendait, on ne trouva aucun sequestre, mais un peu de pus et des fongosités. On fit des inoculations à des animaux qui tous succombèrent de tuberculose.

Faudrait-il admettre une forme d'ostéomyélite aiguë des adolescents due à la tuberculose?

C'est ce que M. Poncet aurait de la tendance à admettre sans pouvoir en donner actuellement des preuves péremptoires : mais au nom de la clinique et de l'anatomie pathologique, il croit pouvoir avancer, que pendant la période de croissance le bacille de la tuberculose est capable d'édifier de toutes pièces, les lésions de l'ostéomyélite des adolescents, avec symptômes généraux et locaux graves et avec une marche absolument aiguë.

En résumé, on peut admettre actuellement comme démontrées les ostéomyélites à staphylocoques et à streptocoques et comme à peu près certaines les ostéomyélites à pneumocoques, et à bacille typhique sans rien préjuger sur la nature intime de ce dernier qui soulève actuellement une polémique assez vive. L'ostéomyélite aiguë à bacille de la tuberculose de M. Poncet est aussi très probable.

VARIÉTÉS D'OSTÉOMYÉLITES

1° Ostéomyélite infectieuse à { *Staphylococcus aureus.* / *Staphylococcus citreus.* / *Staphylococcus albus.* }

2° Ostéomyélite infectieuse à *Streptocoques.*

3° Ostéomyélite infectieuse à *Pneumocoques.*

4° Ostéomyélite infectieuse à *Bacille typhique.*

5° Ostéomyélite aiguë à — *de la tuberculose.*

Portes d'entrée. — Étudions, maintenant, quelles sont les portes d'entrée de ces agents, et par quelles voies ils arrivent au niveau du cartilage de conjugaison, leur localisation habituelle.

Tout d'abord, dans un certain nombre de cas, le staphylocoque pénètre directement dans l'os, à la suite d'un traumatisme ou d'une plaie qui a mis le tissu osseux à découvert, mais c'est le cas le plus rare, et généralement on est obligé d'admettre que l'agent infectieux se trouvait déjà dans le sang, à l'état latent, pour ainsi dire, avant l'éclosion des accidents. Puis survient un traumatisme, un trouble de la circulation, à la suite d'une action frigorifique ; immédiatement, les microbes pyogènes vont coloniser dans ce point, s'y développer et, en fin de compte, créer dans ce point un foyer infectieux primitif qui pourra ensuite donner naissance à d'autres foyers secondaires. Cette manière de voir est admise pour les auteurs ; mais tandis que, pour Lucke, Rosenbach, ce mécanisme serait pour ainsi dire, constant, pour Lannelongue, de Paris, il serait, sinon rare, du moins beaucoup moins fréquent que ne l'ont voulu les auteurs que nous venons de signaler.

Pour le professeur de Paris, on trouverait presque toujours, chez les individus porteurs d'ostéites phlegmoneuses diffuses, des excoriations cutanées ou muqueuses, par lesquelles l'ennemi a pu pénétrer dans la place.

Dans une communication récente à la Société de Chirurgie, Lannelongue rapporte les résultats de ses recherches sur la porte d'entrée du microbe de l'ostéomyélite.

Ayant eu l'occasion d'observer un jeune cheval qui

mourut après avoir présenté tous les symptômes de l'ostéomyélite, et ayant constaté que chez lui ces symptômes avaient été précédés de la présence d'ulcérations buccales, il se demanda si ces ulcérations n'avaient pas été la porte d'entrée de l'agent infectieux.

Depuis lors il rechercha si, chez les enfants atteints d'ostéomyélite, on ne pourrait trouver une circonstance analogue. Eh bien, en fouillant avec soin dans les antécédents de ces petits malades, il apprit que chez presque tous il avait existé, à la surface du corps, une ou plusieurs solutions de continuité de la peau ou des muqueuses, cette solution de continuité étant d'ailleurs entièrement variable, quant à sa nature. Le plus souvent il s'agissait d'eczéma, d'ecthyma, d'ulcérations des muqueuses, de gommes, de panaris, etc., etc., ne correspondant pas, le plus souvent, avec le siège exact de l'ostéomyélite.

Quelque temps après, Verneuil, à la Société de Chirurgie, combattit les affirmations de Lannelongue et fit connaître l'histoire de deux de ses malades, très curieux au point de vue qui nous occupe. Chez l'un, l'agent infectieux, après avoir pénétré dans le derme et déterminé un anthrax, avait, deux mois et demi après, causé une ostéomyélite vertébrale.

Le deuxième n'est pas moins intéressant : depuis quinze ans, il avait une fistule consécutive à une ostéomyélite ; or, chaque année au mois d'octobre, ce malade avait une poussée aiguë de même nature au niveau de son ancien foyer fistuleux.

Celle-ci manqua une année ; mais elle fut remplacée par une éruption extraordinaire de furoncles.

Ces deux observations sont du plus haut intérêt, en ce sens qu'elles nous montrent que le staphylocoque, après avoir pénétré dans l'organisme, soit par la peau, soit par les voies respiratoires ou digestives, peut, à un moment donné, après être resté à l'état latent, aller élire domicile ailleurs et provoquer une affection variable, suivant le terrain.

On sait parfaitement à l'heure actuelle, grâce surtout aux recherches de Miquel, que l'air renferme un nombre infini d'agents infectieux. Nous sommes donc sans cesse exposés à la contagion, et si quelque chose doit nous étonner, c'est que celle-ci ne nous atteigne pas plus souvent. Mais il faut savoir aussi que les sécrétions de la trachée et l'épithélium pulmonaire s'opposent jusqu'à un certain point à ce contage, le premier par ses sécrétions, le second, en formant une barrière très difficile à franchir pour ce qui n'est pas de l'air. Cette opinion est conforme aux données classiques de la physiologie ; toutefois, dans certains cas, chez un individu affecté de lésions pulmonaires, il faut reconnaître que bronches, bronchioles et alvéoles pulmonaires dépourvues de leur couche épithéliale doivent se laisser très facilement pénétrer par les microbes. Des expériences faites sur des lapins l'ont prouvé surabondamment. Lucke, du reste, dit avoir souvent constaté des ostéomyélites précédées de catarrhe pulmonaire. Kraske, de Fribourg en Brisgau, au quinzième Congrès de la Société allemande de chirurgie dans sa communication sur l'étiologie et la pathogénie de l'ostéomyélite, relata une observation qui ne laisse pas de doute sur la possibilité de la pénétration de l'agent infectieux par le poumon, et même sur sa localisation dans ce viscère :

Un enfant fut atteint en même temps d'affection pulmonaire et d'ostéomyélite, à l'autopsie, on trouva dans le poumon gauche hépatisé plusieurs foyers. Or, l'examen au microscope démontra dans ceux-ci la présence non de l'agent infectieux de la pneumonie, non des pneumocoques, mais du *Staphylococcus pyogenes aureus*.

A côté de la voie broncho-pulmonaire, nous en trouvons une autre non moins abordable aux microbes pathogènes. Je veux parler des voies digestives. Celles-ci comme les précédentes, se laisseront d'autant moins pénétrer, qu'elles seront plus saines, mais dans nombre de cas, ce semble bien être la porte la plus facilement ouverte à nos ennemies. Les aliments, les boissons sont chargées de ces éléments pathogènes ; des érosions, même à l'état de santé, se rencontrent fréquemment le long du tractus intestinal. Rien d'étonnant, par suite, que les agents infectieux passent par ces voies pour ainsi dire entr'ouvertes.

Ceci, du reste, a été démontré pour le charbon, par Pasteur, de la façon la plus nette. Celui-ci a fait voir que dans certaines contrées où les animaux se nourrissaient de feuilles munies de piquants, comme le sont celles de l'amandier, de véritables épidémies de charbon éclataient. Voici l'explication qu'en donne Pasteur :

Les animaux, en mangeant ces feuilles munies de piquants se sont forcément fait des excoriations du pharynx et de l'œsophage. Par suite les spores ou les bactéridies charbonneuses trouvent une voie facile pour pénétrer dans l'organisme Pourquoi ne pas admettre pour le staphylocoque, ce qui est si clairement démontré pour le charbon ? Du reste, Kraske, dans sa communication citée plus haut, rappelle qu'il a souvent trouvé le *Staphylococcus pyogenes aureus* dans les amygdales enflammées, et cela a été également démontré par tous les autres agents infectieux de l'ostéomyélite.

Il se produit alors des déglutitions incessantes de ces agents infectieux, que le suc gastrique doit être souvent impuissant à détruire.

Fraenkel, d'autre part, a trouvé le staphylocoque non seulement dans les angines, mais aussi, à l'état normal, dans le pharynx; or, comme, d'après Stoehr, il y a toujours à la surface des amygdales ou de la glande de Luska, des globules blancs qui viennent en contact avec la surface de ces organes lymphoïdes, et par conséquent en contact avec les microbes, les leucocytes en rentrant dans le courant lymphatique général, doivent forcément entraîner avec eux quelques-uns de ces agents infectieux. Cette façon d'expliquer le passage des micro-organismes dans le sang est absolument plausible.

Kocher croit aussi que la voie intestinale est souvent le chemin par où les staphylocoques pénètrent dans l'organisme.

D'après cet auteur, les microbes ne sont pas toujours détruits dans l'estomac ou l'intestin. Ceci est manifestement démontré par la tuberculose, qui souvent est consécutive à l'ingestion de viande tuberculeuse, par le sang de rate, etc.

Dans deux cas, Kocher, a constaté l'ostéomyélite consécutive à des altérations de l'intestin.

La peau à l'état sain peut-elle être pénétrée par les agents infectieux? On répond généralement par la négative. Toutefois actuellement il est bien reconnu que les glandes sudoripares et pilo-sébacées livrent passage aux staphylocoques, pour la production de furoncles ou d'anthrax. Pourquoi n'en serait-il pas de même pour l'ostéomyélite? Si ce point n'est pas démontré cependant, ce que nous savons sur la pathogénie du furoncle, nous permet de croire qu'il peut en être de même pour ce que Pasteur appelait le furoncle des os.

Kraske croit cette porte d'entrée possible, mais rare. Il rapporte à ce sujet le cas d'un enfant qui eut d'abord un furoncle de la lèvre, puis une ostéomyélite, et qui finalement mourut de péricardite infectieuse.

Ses veines, au voisinage du furoncle, étaient malades et renfermaient des staphylocoques. Signalons aussi l'opinion fort contestable du reste de Heyn et Rowsing, qui croient que l'iodoforme pulvérisé à la surface des plaies sert de véhicule au staphylocoque qui est ainsi transporté sur des surfaces cruentées, et de là dans le torrent circulatoire. D'après ces auteurs l'iodoforme ne gênerait nullement le développement des staphylocoques dans les cultures. D'autres expérimentateurs ont contesté les faits précédents, aussi nous ne les signalons qu'en passant.

Enfin il faut se rappeler que l'entrée de l'agent infectieux a pu avoir lieu de nombreuses années avant l'éclosion des accidents qu'il détermine.

C'est ce qui se passe dans l'ostéomyélite prolongée, bien étudiée par Lannelongue et Comby et dans laquelle on voit l'agent morbigène rester en léthargie, pour ainsi dire, dans un foyer d'ostéomyélite ancien; puis, un beau jour, pour une cause ou pour une autre, il se réveille et va déterminer de nouveaux accidents ostéomyélitiques.

De l'existence simultanée de plusieurs agents infec-

tieux différents dans le même foyer. — Dans les foyers d'ostéomyélite on peut trouver :

1° Le *staphylococcus pyogenes aureus ;*

2° Le *staphylococcus pyogenes albus ;*

3° Le *streptococcus pyogenes ;*

4° Le *pneumocoque ;*

5° Le *bacille typhique.*

Souvent aussi on y rencontre les microbes de la septicémie et de la pyohémie, (si toutefois ils diffèrent des précédents), qui sont venus s'adjoindre aux autres. Examinons si chacun de ces agents infectieux, pris en particulier ou réunis ensemble, se comportent différemment.

Le plus souvent, on ne trouve, dans le pus de l'ostéomyélite, que le *Staphylococcus pyogenes aureus*. On peut même dire que c'est la règle. Dans quelques cas assez rares, on trouve le *Staphylococcus albus*. Il est rarement seul, mais peut être en quantité égale.

Dans d'autres cas, la proportion est en faveur de l'*albus*. Enfin, on peut trouver les staphylocoques mélangés avec les streptocoques.

Dans le cas où l'*aureus* est seul, on a généralement une affection qui présente de la tendance à se généraliser ailleurs que dans les tissus osseux.

Les cas où l'on rencontre le *Staphylococcus albus* seul ou presque seul, sont extrêmement rares. MM. Mollière et Bertoye ont pensé qu'alors c'était à des ostéomyélites atténuées qu'on avait affaire probablement.

Nous reviendrons plus loin sur cette question.

Kraske, de Frisbourg en Brisgau, et avec lui nombre d'auteurs ont remarqué que lorsque le staphylocoque doré n'est pas seul, l'affection est beaucoup plus grave.

Il rapporte l'observation d'un malade chez lequel le *Staphylococcus albus* existait à côté de l'*aureus*.

L'ostéomyélite envahit la cuisse droite tout entière, puis l'articulation coxo-fémorale des deux côtés, enfin il y eut des symptômes de néphrite et une endocardite. Ce fait est un peu en contradiction avec le cas et l'opinion de M. Mollière.

Chez deux autres malades, à côté du *Staphylococcus aureus* et de l'*albus*, se trouvait le *Streptococcus* pyogène.

L'ostéomyélite fut d'une extrême gravité, se termina par la mort, à la suite d'une péricardite infectieuse. Kraske conclut donc à la gravité toute spéciale de l'ostéomyélite, quand on y constate plusieurs agents infectieux d'espèces différentes. On comprend sans peine l'importance de ces considérations en clinique, si ces faits étaient absolument démontrés.

Nous voyons donc que les divers agents pyogènes ne se contrarient pas mutuellement ; au contraire, ils semblent se liguer ensemble pour acquérir une puissance plus grande.

Examinons maintenant ces cas assez rares où le *Staphylococcus albus* se trouve seul et voyons si l'affection va se comporter comme dans les cas que nous venons de signaler.

Nous croyons en nous basant sur les idées de Daniel Mollière, sur les recherches de Gabriel Roux, de Bertoyes et surtout de Lannelongue et Achard, pouvoir établir le propositions suivantes :

1° Le *Staphylococcus albus* est une forme atténuée du *Staphylococcus aureus*.

2° Les lésions déterminées par l'*albus* sont moins graves, affectent une marche plus torpide que celle déterminée par l'*aureus*.

3° Dans les ostéomyélites prolongées où les symptômes locaux et généraux sont peu intenses, on trouve assez souvent le *Staphylococcus albus* seul, ou mélangé avec une très petite quantité d'*aureus*.

Voyons sur quoi nous pouvons baser ces assertions. Disons tout d'abord que ces différents points que nous venons d'exposer ne sont pas admis par M. le professeur agrégé Jaboulay, car dans sa thèse inaugurale, à la suite d'un petit nombre d'expériences, il a avancé que les staphylocoques blancs et dorés étaient identiques et avaient un pouvoir infectieux égal.

Dans le *Lyon Médical* de 1885, M. Bertoye a publié une observation d'un malade de Mollière et la fait suivre de quelques considérations dans lesquelles il fait connaître les idées de son maître et rapporte quelques expériences faites à ce sujet.

Nous ne pouvons que résumer cette observation : il s'agit d'une jeune fille de dix-huit ans, exempte de tare héréditaire et n'ayant eu jusqu'en 1881 aucun passé pathologique.

A cette époque, elle eut diverses petites indispositions et entre autres deux petits abcès à marche lente et presque indolente, et qui s'ouvrirent l'un au-dessus du poignet droit, l'un à droite et au-dessous de l'épicondyle. Plus tard, et ceci correspond à son entrée à l'hôpital, elle présente au-dessous de l'omoplate droite une tuméfaction arrondie, ayant environ 6 à 7 centimètres de diamètre lisse, régulière sans changement de coloration de la peau, nettement fluctuante et complètement indolente, dit l'observation.

Un peu au-dessus et en dedans de cette tumeur, au niveau de la 9e côte, la pression révèle une douleur très limitée.

En présence de ces suppurations diverses, on était bien en droit de penser à la tuberculose, car cette marche torpide n'était pas en rapport avec une affection purement infectieuse.

A la suite de l'ouverture de l'abcès, du pus fut recueilli avec toutes les précautions antiseptiques désirables : à l'examen microscopique on trouva, de la façon la plus nette, le staphylocoque pyogène, et une culture démontra que c'était l'*albus*. On était donc en présence d'une ostéite costale infectieuse.

D'autre part, les deux abcès que la malade avait eus au membre supérieur, et qui probablement n'étaient pas d'origine osseuse, devaient vraisemblablement reconnaître pour cause le même agent morbifique. On ne se contenta pas d'examiner ce pus au microscope. On en fit des cultures. M. Rodet, chef des travaux de médecine expérimentale, pratiqua l'ensemencement d'un bouillon et d'un tube de gélatine. Le bouillon fut fécond, mais la gélatine resta stérile. Un tube de gélatine fut ensemencé alors avec la culture du bouillon. La végétation fut lente. Manifestement blanche tout d'abord, elle devint un peu jaune les jours suivants.

Un nouvel ensemencement avec cette dernière culture donna alors des colonies nettement orangées. Nous pouvons déduire de ce fait que l'*albus* peut se transformer en *aureus*.

L'inverse peut également se produire, comme l'ont démontré MM. Lépine et G. Roux. Ces deux expérimentateurs, en ajoutant de l'acétanilide à la gélatine sur laquelle ils cultivaient des staphylocoques orangés, ont vu ceux-ci prendre progressivement, dans une série de cultures, une teinte blanche. Puis, si cet *albus* est de nouveau ensemencé sur de la gélatine pure, il revient progressivement à l'*aureus*.

Mais revenons à notre observation de M. Mollière ; avec les cultures obtenues par M. Rodet, des inoculations furent faites à des lapins ; on obtint par inoculation intraveineuse une affection caractérisée, au niveau des os, par des lésions très nettes d'ostéites juxta-épiphysaires et dans divers organes par des collections purulentes.

Le pus de ces animaux examiné au microscope démontra la présence du staphylocoque et par des cultures, on vit que c'était l'*aureus*.

Voici quelles sont les conclusions de la note de Bertoye :

1° Le microbe de l'ostéomyélite peut déterminer dans les os et dans les autres tissus des suppurations chroniques sans réactions locales ni générales notables, en un mot une maladie à forme atténuée ;

2° Le microbe affecte parfois, nous n'osons dire toujours, les types blancs dans ces maladies atténuées ;

3° Ce *Staphylococcus albus* peut se transformer en *aureus* (l'inverse peut également se produire : expériences de Lépine et Roux).

Cette transformation de l'*albus* en *aureus* s'effectue sous l'influence de l'ensemencement et du passage à travers des milieux animaux différents. Ces deux conditions,

M. Rodet l'a démontré, accroissent la vitalité et la virulence du microbe de l'ostéomyélite. Il faut donc admettre que pareil accroissement coïncide avec le changement de coloration du *coccus* blanc.

3° En un mot, le microbe de l'ostéomyélite déterminera une maladie à forme atténuée lorsqu'il présentera le type blanc, c'est-à-dire lorsque la densité de ses colonies sera peu considérable car, pour MM. Rodet et Jaboulay, la différence de coloration de ces deux staphylocoques n'est due qu'à une différence de tassement.

M. Verneuil a également relaté une observation d'ostéomyélite prolongée dans laquelle on trouva le staphylocoque pyogène. Des cultures furent faites et c'est le type albus qui fut obtenu.

Cette distinction entre les propriétés du *Staphylococcus aureus* et *albus* vient encore d'être confirmée par des recherches expérimentales dont la valeur est considérable et qui entraînent absolument la conviction. MM. Lannelongue et Achard, dans la séance du 7 juin 1890, ont présenté à la Société de biologie le résultat de leurs travaux sur la distinction des staphylocoques blancs et orangés, d'après la virulence et le pouvoir chromogène. Une nouvelle note de ces observateurs dans les *Archives de Médecine expérimentale* (janvier 1891) montre même qu'entre l'*aureus* et l'*albus* existerait un intermédiaire, le *Staphylococcus citreus* de Passet qui participerait comme propriété chromogène et pathologique de l'un et de l'autre.

MM. Lannelongue et Achard, tout en reconnaissant d'abord, comme MM. Jaboulay et Rodet, qu'avec le *Staphylococcus albus* on détermine toute la série des lésions qui caractérisent l'ostéomyélite du *Staphylococcus aureus*, insistent ensuite sur ce fait que dans la pathologie humaine le pus de certaines ostéomyélites contient à l'état de pureté le staphylocoque blanc et que, expérimentalement, il faut injecter aux animaux une dose notablement plus forte pour avoir des lésions caractéristiques et encore cette plus forte dose met-elle un temps plus long pour produire les mêmes désordres qu'une quantité bien moindre de *Staphylococcus aureus*. « Ainsi, disent ces auteurs, chez un jeune lapin, une première injection intra-veineuse d'un demi-centimètre cube de bouillon, ensemencé avec le staphylocoque blanc, ne fut suivi d'aucun trouble apparent; trois semaines après, deux injections nouvelles, faites à vingt-quatre heures d'intervalle en introduisant chaque fois un centimètre cube de bouillon virulent, n'out amené la mort avec des lésions généralisées qu'au bout de onze jours. Or, dans les mêmes conditions, avec le staphylocoque orangé, on obtient ce résultat en moins de trois jours et seulement avec un quart de centimètre cube de bouillon virulent. On voit donc que les deux microbes produisent expérimentalement des effets semblables, mais non rigoureusement identiques. »

La fin de cette étude est relative aux variations du pouvoir chromogène du *Staphylococcus aureus* suivant les conditions de cultures. Ces recherches ont la plus grande importance au point de vue pathogénique, car elles prouvent que si certaines modifications de culture peuvent faire varier la couleur et le pouvoir virulent d'un agent infectieux, des modifications de même ordre peuvent exister du côté de l'état général et expliquer certaines formes plus ou moins torpides, comme celle qui fait l'objet du travail de Bertoye.

Des conditions qui favorisent l'éclosion des ostéomyélites. — Nous n'avons point l'intention d'étudier ici les causes prédisposantes de l'ostéomyélite. C'est un point de l'étiologie et non de la pathogénie, de l'affection qui nous occupe. Ce que nous voulons examiner, c'est le mode d'action des staphylocoques suivant le terrain sur lequel ils se trouvent. Ce point se rattache évidemment à la pathogénie que nous avons définie : le mode d'action des agents morbifiques.

Dans certains cas particuliers l'infection prendra une allure spéciale, et il faut, je crois, voir dans la question de terrain l'explication la plus plausible des différents processus de l'ostéomyélite. « Notre corps, dit Verneuil, est une véritable ménagerie, qui renferme un grand nombre d'êtres vivants. Mais tandis que chez les uns les conditions favorables au développement de ces micro-organismes font défaut, chez d'autres, au contraire, elles se rencontrent, et alors ces agents parasitaires colonisent, se développent et en fin de compte déterminent les affections les plus diverses. »

Ceci est particulièrement vrai pour l'agent morbigène de l'ostéomyélite.

Ces agents pénètrent, avons-nous vu, dans le sang, où ils restent à l'état latent, jusqu'à ce qu'une circonstance leur permette de se développer. Quelles sont donc ces circonstances favorables à leur éclosion? Quelles sont les conditions utiles à leur développement? C'est ce qui va maintenant nous occuper.

« Ce qui rend possible le développement de la maladie infectieuse, répétons-le avec Bouchard, ce n'est pas la rencontre fortuite d'un homme et d'un microbe. Cette rencontre est constante, mais elle est généralement sans effet. Les microbes, même les plus dangereux, nous assiègent. La maladie infectieuse cependant, n'est qu'un accident, parce que l'agent infectieux ne trouve qu'exceptionnellement les circonstances favorables, je ne dis pas à sa pénétration, mais à son développement et à sa multiplication. L'homme sain n'est pas hospitalier pour le microbe, puisque, constamment envahi par les agents infectieux, il réagit contre eux, et dans cette lutte, garde généralement le dessus. »

Il n'en est pas de même quand sa vitalité est amoindrie.

Il est, en effet, exceptionnel de voir l'ostéomyélite éclater sans qu'il soit survenu quelques conditions mettant l'organisme dans un état d'infériorité.

Cette grave affection survient chez les jeunes sujets en voie de croissance et éclate parfois spontanément, ou à la suite d'un traumatisme, d'un refroidissement, etc.

Dans le premier cas, l'ostéomyélite paraît survenir spontanément; le jeune sujet n'a été exposé à aucun traumatisme, à aucun refroidissement. Ceci est vrai; mais l'ostéomyélite qui a éclaté au niveau du cartilage de conjugaison du tibia par exemple, n'a-t-elle pas trouvé là des conditions tout à fait favorables à son développement?

Si l'on interroge le malade, on apprend presque toujours, que celui-ci présentait depuis quelque temps une croissance exagérée; sous cette influence, un afflux plus considérable de sang s'est porté vers le cartilage conjugal. Sous l'influence de cette congestion, sous l'influence des échanges rapides qui se passent à ce niveau, l'agent pathogène a pu se glisser dans ce point; il s'est trouvé en face d'éléments jeunes moins bien doués au point de vue de la résistance vitale. La stase sanguine, en outre, lui a permis une colonisation, un développement rapide.

Bref, cette évolution, en apparence spontanée, ne l'est pas cependant, puisqu'au niveau du cartilage de conjugaison des conditions de résistance moindres se rencontrent.

Dans le second cas que nous envisageons, l'infection s'est produite consécutivement à un traumatisme ou à un coup de froid.

Dans ces conditions, un véritable *locus minoris resistentiæ* est créé ; rien d'étonnant à ce que l'agent infectieux s'y localise; mais, là, différents facteurs interviennent pour amener cet affaiblissement indispensable pour l'éclosion de l'affection.

Supposons un traumatisme : immédiatement quelques cellules vont se désorganiser; cette désorganisation va ouvrir la porte aux agents infectieux, et leur préparer la matière qu'ils vont envahir et détruire.

La cause vulnérante a pu aussi intéresser des nerfs, et consécutivement provoquer des réflexes.

Ceux-ci feront sentir leur action surtout localement, et alors l'irrigation sanguine, la nutrition, l'absorption vont s'effectuer d'une façon anormale au niveau des points traumatisés; il pourront aussi faire sentir leur action sur l'économie tout entière, et amener une détérioration qui souvent pour être faible, n'en existe pas moins.

C'est alors que survient l'ennemi, qui assiège une forteresse délabrée et incapable de résister, puisqu'elle ne possède plus ses forces vitales ordinaires, et que, d'autre part, l'organisme entier, troublé, ne peut pas lui envoyer de secours.

Faut-il voir, maintenant, dans la gravité plus ou moins grande des ostéomyélites un effet des agents infectieux différents, soit en nombre, soit en quantité, ou un effet d'un terrain plus ou moins favorable à leur développement ? Les deux causes, je crois, doivent entrer en ligne de compte.

Nous avons vu plus haut que l'association du staphylocoque et du streptocoque augmente, d'après Kraske, la gravité du pronostic d'une façon considérable, tandis que, comme le croient MM. Mollière et Bertoye, la constatation du *Staphylococcus albus* indique une forme atténuée de l'affection.

Mais, d'autre part, toutes les fois que l'infection se produira sur un sujet débilité, ou placé dans de mauvaises conditions hygiéniques, on la verra prendre une allure plus accélérée, un caractère de gravité spécial. Que de malades atteints d'ostéomyélites succombent dans les hôpitaux, malgré les soins chirurgicaux dont ils sont entourés, à cause des mauvaises conditions hygiéniques dans lesquelles ils se trouvent, tandis que souvent, dans les campagnes, des sujets robustes et entourés d'un air pur résistent et guérissent, alors même que les soins et les interventions du chirurgien leur ont fait défaut !

Mode d'action des agents infectieux. — C'est le sang, avons-nous dit, qui apporte dans tel ou tel point osseux, l'agent morbifique.

Étudions les phénomènes intimes qui vont se passer au niveau des vaisseaux ou des éléments constitutifs de l'os.

Les vaisseaux ont, sous l'influence du froid ou du traumatisme, subi une ectasie d'abord, qui a amené un ralentissement du cours du sang à ce niveau. Consécutivement, ces mêmes vaisseaux se sont resserrés, et alors de véritables embolies infectieuses spécifiques se sont produites. Chacune de ces embolies a alors créé une petite colonie, qui oblitère ainsi un territoire vasculaire et, par suite, commence à porter atteinte à la vitalité des éléments de l'os, qui en reçoit le sang.

L'agent infectieux, après ces troubles vasculaires, va amener des phénomènes irritatifs au niveau du point où il a élu domicile; il va déterminer des troubles nutritifs en agissant directement sur les éléments anatomiques.

La colonie s'est multipliée; elle est capable maintenant de livrer bataille aux corpuscules osseux qui l'entourent. Voyons avec quelles armes elles va engager la lutte.

Elle a déjà affaibli ses adversaires en amenant une oblitération des petits réseaux vasculaires ; la vitalité des ostéoblastes est donc déjà, sinon compromise, du moins notablement diminuée.

Les agents infectieux vont agir directement maintenant ; ils vont attaquer chaque cellule osseuse, ils vont la pénétrer, et prendre ou modifier la substance qui la constitue.

Dans ce duel, l'avantage est presque toujours au staphylocoque, qui a, en outre, d'autres moyens d'attaque à sa disposition.

Il va s'emparer des matières oxygénées ou albuminoïdes qui étaient destinées aux cellules. Il peut également, comme cela est démontré pour certains microbes, sécréter une matière toxique, qui achèvera de tuer les éléments cellulaires qui auraient pu résister.

Les cellules osseuses détruites, les parties voisines du tissu osseux ne tardent pas, elles aussi à subir des altérations qui aboutiront à la formation du pus. Telles sont les différentes phases de cette lutte à mort. Une fois maître d'une position, l'ennemi va gagner les parties voisines. La moelle osseuse dans laquelle baigne, pour ainsi dire, tout le tissu osseux, va lui servir de voie de transport. Il envahira tout, de proche en proche ; bien plus, il se fera transporter çà et là par le courant circulatoire, et alors, au lieu d'une lutte circonscrite à un point, on aura un combat dans toute l'étendue de l'os et, quelquefois, dans tout l'organisme.

Les phénomènes généraux graves éclateront, et si l'action du chirurgien n'intervient pas largement, non seulement la mort du tissu osseux altéré, mais encore des altérations dans divers points de l'organisme surviendront, et le malade, épuisé par une telle suppuration, finira par succomber.

Mais supposons que la marche de l'affection, tout en présentant une allure aiguë, n'ait pas déterminé de phénomènes généraux mortels, et que, d'autre part, l'action chirurgicale ait fait défaut ou ait été tardive, que va devenir l'os ainsi atteint ? Il va se défendre, il va édifier de nouvelles couches osseuses, qui opposeront une barrière à l'envahissement des staphylocoques, qui au bout d'un certain temps, succomberont, soit que leur propriété vitale doive cesser au bout d'un certain temps soit que l'organisme, par l'intermédiaire de ses agents phagocytaires, les ait détruits. Mais, avec leur mort, les agents infectieux ont entraîné celle de la plus grande partie de l'os. Ils l'ont pris par la famine en oblitérant des territoires vasculaires tout entiers. Celui-ci présentera des séquestres, souvent volumineux et multiples, qui vont demander pour s'éliminer un temps plus ou moins long, et des moyens que nous n'avons pas à étudier.

En résumé, même dans les cas les plus favorables, on constate une modification plus ou moins étendue de l'os atteint. Dans certaines circonstances, où sans doute les agents infectieux pénètrent en grand nombre dans l'os, celui-ci est frappé de mort presque dès le début, et c'est alors que l'on trouve ces immenses séquestres présentant à peu près la structure du tissu osseux normal, car l'agent infectieux n'a pas eu le temps d'amener leur destruction.

Telles sont les considérations un peu longues que nous avions à exposer sur la pathogénie de l'ostéomyélite. Nous n'avons pas craint de nous étendre un peu sur certaines considérations générales, telles que porte d'entrée des agents infectieux, mode d'action, etc., car elles s'appliquent aussi à la tuberculose, ce qui nous permettra d'envisager la pathogénie de la tuberculose osseuse dans un cadre plus restreint.

II. — Ostéomyélite chronique d'emblée. Ostéomyélite prolongée.

— Pathogénie —

Ce qu'il faut entendre par ostéomyélite chronique d'emblée. — Ses rapports avec l'ostéite tuberculeuse et l'ostéomyélite infectieuse. — Hypothèse d'une infection atténuée, ou d'agents moins virulents. — L'ostéomyélite prolongée serait également causée par une atténuation provisoire de la virulence de l'agent infectieux. — Hypothèse de la transformation des microbes.

Depuis les travaux récents de Lannelongue, il n'est plus possible de considérer l'ostéomyélité aiguë comme une maladie spécifique : elle est devenue, comme le disait Trélat, une localisation d'un agent infectieux au lieu d'être une maladie spécifique. Elle se rencontre surtout pendant la période de croissance, mais on peut aussi les rencontrer chez des individus dont les os ont complètement achevé leur accroissement. Elle peut alors évoluer d'une façon subaiguë et même absolument chronique, tout en reconnaissant pour cause pathogène un agent infectieux, autre que le bacille de la tuberculose qui semblait, jusqu'à ces derniers temps, avoir le monopole des manifestations chroniques. Nous avons donné à propos de la pathogénie de l'ostéomyélite, certains caractères cliniques présentés par les manifestations osseuses inflammatoires, suivant le genre d'agents infectieux qui leur a donné naissance ; nous y reviendrons encore en étudiant la pathogénie des ostéites simples : à pneumocoques, à streptocoques, à bacille typhique ;

Nous allons mettre spécialement en relief l'histoire pathogénique de lésions osseuses que l'évolution constamment chronique avec l'absence de fièvre, et avec production d'épaississement considérable du périoste a fait nommer par Trélat, ostéomyélite chronique d'emblée.

C'est en 1885 que Trélat a appelé l'attention sur cette forme spéciale d'ostéomyélite qu'il a qualifiée d'insidieuse[1]. La thèse de Demoulin (Paris, 1888) sur ce sujet, a bien mis en relief les idées de son maître[2]. Dans cette forme, il s'agit d'une nécrose éburnée de la diaphyse des os longs, avec formation d'os périostique qui recouvre la portion osseuse sequestrale. La nécrose est produite là comme dans l'ostéomyélite aiguë ; mais au lieu de s'effectuer en deux ou quatre jours, elle met deux à quatre ans pour être complète : Cette lésion n'est révélée que par la douleur au début, et plus tard par l'augmentation de l'os, et Trélat a insisté sur ce point, qu'il est presque impossible de faire pendant les premiers temps de son évolution, le diagnostic entre cette affection et les ostéo-sarcomes à marche lente. Il y a, en effet, toute une série de symptômes communs : douleur, gonflement, fracture spontanée, consistance uniformément dure, siège dans la diaphyse, etc., etc.

On ne peut actuellement émettre que des hypothèses sur la pathogénie de cette affection ; mais ces hypothèses reposent sur des données cliniques et expérimentales probantes. Dans la lutte des agents infectieux contre l'or-

[1] Trélat, Congrès de chirurgie, 1885. Ses opinions se sont quelque peu modifiées depuis. Voy. Trélat, *Clinique chirurgicale*, Paris, 1891, t. I, p. 264.

[2] A. Demoulin, *Ostéomyélite chronique d'emblée*. Diagnostic avec les ostéosarcomes. Paris, 1888.

ganisme, il faut tenir compte de la puissance des premiers et de la résistance du second. Nous savons fort bien que la virulence est variable, suivant certaines conditions; que certains agents d'une même classe ont des effets pathogènes bien différents : N'avons-nous pas vu, plus haut, que le *Staphylococcus pyogenes albus* déterminait des lésions analogues à celles que produit l'*aureus ;* mais avec une grande différence au point de vue de l'intensité. Il faut des doses beaucoup plus considérables de culture, il faut attendre un temps beaucoup plus long pour l'éclosion des accidents. Lannelongue n'a-t-il pas constaté aussi que le *Staphylococcus citreus* avait une virulence intermédiaire entre celle très forte de l'*aureus* et celle assez faible de l'*albus*.

Nous croyons que là est l'explication la plus plausible de ces formes qui, au point de vue de la marche et du début insidieux, se rapprochent des tuberculoses osseuses, tout en donnant naissance aux mêmes altérations pathologiques que l'ostéomyélite des adolescents. Chaque jour, le nombre des agents pyogènes augmente. Demain, l'on démontrera peut-être, pour les os, ce qui existe pour d'autres tissus, à savoir : des agents pathogènes à évolution lente et torpide, auquel l'organisme résiste, et qui ne manifestent leur présence que par des lésions locales.

Aujourd'hui aussi, l'on fait jouer un grand rôle aux moyens de défense que l'organisme oppose à ses assaillants; et l'on sait que tel individu cachectique résiste mal à des agents infectieux qui ne trouvent pas chez l'homme sain des conditions de développement suffisantes.

Nous ne pouvons, au point de vue pathologique, être

plus précis, à propos de l'ostéomyélite insidieuse chronique d'emblée, car le contrôle de la bactériologie et de l'expérimentation, manque encore jusqu'à présent à ce chapitre de la pathologie osseuse.

Quant à la pathogénie de l'ostéomyélite prolongée elle ressort assez clairement de ce que nous venons de dire de l'atténuation des germes infectieux. Le microbe pathogène de l'attaque aiguë, staphylocoque, streptocoque, pneumocoque, a fini par s'atténuer dans l'organisme comme on arrive maintenant à l'atténuer par des cultures dans certaines conditions. L'os qui semble guéri, le tolère facilement tant qu'il reste atténué et pour ainsi dire latent. Il pourra même aller chercher un refuge ailleurs, dans le rein, par exemple. Puis, sous l'influence d'une cause perturbatrice générale ou locale, l'organisme cessera de pouvoir le tenir en respect; il récupère alors sa virulence première et les hostilités vont recommencer. Si on cultive le pus de ces vieilles ostéomyélites on retrouve les mêmes agents, que ceux qui ont donné naissance à l'affection primitive : Les expériences de Jaboulay sur ce point lui ont démontré qu'on pouvait avec ce pus, reproduire dans un cas, trente-quatre ans après l'ostéomyélite primitive, des cultures aussi virulentes que celles fournies par une lésion récente. Ce même expérimentateur a trouvé sur une malade de Pollosson (Voir *Province médicale*, 1887, page 503), ayant eu une ostéomyélite quatorze ans auparavant, le *Staphylococcus albus*. Il serait intéressant de savoir si pendant un laps de temps aussi considérable cet agent n'a pas changé; par exemple, si ce n'était pas au début de l'*aureus* qui plus tard en s'atténuant se serait transformé en *albus*. C'est un point que nous ne pouvons, dans l'état actuel de la science, élucider, mais cette hypothèse est au moins vraisemblable depuis que l'on sait que ces cultures de microbes, dans certaines conditions, peuvent modifier et leur couleur et leur virulence.

III. Ostéo-périostite à { Staphylocoques, Streptocoques, Pneumocoques } — Pathogénie —

En quoi ces lésions diffèrent des ostéomyélites dites des adolescents. — Caractères des ostéo-périostites à streptocoques. — Idées de M. Lannelongue sur une espèce de streptocoques à virulence atténuée. — Caractères des ostéo-périostiques à pneumocoques. — Modes d'invasion du tissu osseux par le pneumocoque. — 1° Migration directe. — 2° Transport par le sang. — 3° Métastase.

A côté des ostéomyélites infectieuses aiguës des adolescents, il existe toute une série de lésions que l'on peut observer du côté du squelette et qui reconnaissent pour causes les mêmes agents que ceux que nous avons étudiés précédemment. Ce sont des ostéites, des périostites, des abcès intra-osseux, dont les phénomènes suppuratifs sont moins bruyants que les précédents, qui s'accompagnent de désordres bien moindres et surtout dont le retentissement sur l'organisme entier est de faible intensité.

Lorsque le squelette a achevé sa croissance, que les apophyses se sont soudées, les phénomènes vitaux que l'on observe se passent non plus au niveau de la portion juxta-épiphysaire mais au-dessous du périoste ou plutôt au dépens de sa couche profonde. L'os cesse de s'allonger mais il se modifie encore dans le sens de l'épaisseur. Aussi, tandis que pendant la période de croissance on observe le maximum de susceptibilité pathologique du côté du bulbe de l'os, plus tard ce sera (si nous faisons abstraction des altérations dues à la tuberculose), surtout au niveau du périoste que nous observerons des lésions : mais tandis que chez le sujet jeune ces déterminations pathologiques auront la plus grande tendance à la diffusion, chez l'adulte, ces lésions auront une allure moins bruyante et se circonscriront plus facilement. Les agents infectieux trouvent en dehors de la période de croissance des conditions de développement infiniment moins favorables, des éléments adultes plus capables de résister, au lieu de vaisseaux abondants et d'éléments trop jeunes pour se défendre d'une façon efficace.

Ce sont donc surtout des conditions anatomiques qui feront varier l'intensité des phénomènes inflammatoires du squelette aux différents âges. Mais la cause déterminante restera toujours la même : ce seront les mêmes agents infectieux avec les mêmes caractères et les mêmes mœurs, si l'on peut s'exprimer ainsi. Les développements dans lesquels nous sommes entrés à propos de l'ostéomyélite aiguë, nous dispenseront d'une étude nouvelle de ces agents à propos des ostéo-périostites que l'on voit chez l'adulte.

Ainsi, à propos des ostéo-périostites à staphylocoque, de la combinaison des diverses espèces d'entre eux, de leur association avec d'autres agents, nous ne pouvons que renvoyer à propos de la pathogénie à ce qui a été dit plus haut. Du reste, les recherches bactériologiques et expérimentales sur les lésions que peuvent amener les divers staphylocoques ont porté surtout sur la périostite phlegmoneuse diffuse des adolescents.

Les streptocoques pyogènes de l'érésipèle, de la fièvre puerpérale que l'on tend actuellement à identifier, déterminent plus souvent de simples ostéo-périostites. La plupart du temps ils sont mélangés avec d'autres agents infectieux, les staphylocoques par exemple. Mais parfois on les trouve à l'état de pureté complet : Lannelongue a observé plusieurs faits d'ostéites et d'ostéomyélites chez des enfants nouveau-nés, dont les mères étaient atteintes de fièvre puerpérale.

Des inoculations faites avec ce pus reproduisaient invariablement toutes les lésions de l'érésipèle. Dans cette dernière maladie, il n'est pas rare, non plus de signaler des périostites, des ostéo-périostites, suppurées ou non, mais évidentes néanmoins.

Il faudrait même d'après Lannelongue admettre une forme atténuée des ostéomyélites et ostéites à streptocoque. En effet, ce chirurgien a observé chez deux sujets (communication à l'Académie des sciences du 10 mars 1890), un microbe qui n'est peut-être qu'une variété du streptocoque ordinaire et qui s'est montré à l'état de pureté dans le pus des lésions osseuses et même dans un abcès éloigné du foyer initial et développé un mois plus tard. Cet agent s'est présenté soit au point de vue morphologique, soit au point de vue des cultures, soit enfin au point de vue clinique d'une nature un peu différente du streptocoque pyogène : Lannelongue a rencontré des difficultés considérables pour le cultiver (voir dans communication précitée). A l'examen histologique, il se présentait en chaînette, mais se réduisait en un petit nombre de grains, en diplocoques et même en grains isolés.

Au point de vue clinique, voici ce qui fut observé : l'un des sujets était un garçon de huit mois qui eut d'abord une ostéite costale avec abcès volumineux, mais rapidement guérie, puis chez qui survint, un mois plus tard, et alors que la cicatrisation du foyer précédent était complète, une collection purulente sous-maxillaire renfermant le même agent infectieux.

Dans l'autre cas, qui est manifestement un cas d'ostéo-myélite, malgré des désordres considérables du côté du tissu osseux et un état général grave, la guérison s'effectua comme pour le cas précédent avec une grande rapidité. Ce n'est certes pas ce que l'on observe quand les désordres sont très étendus.

D'autre part, il n'y eut aucune tendance à la formation de séquestre. En face de ces deux cas, M. Lannelongue a de la tendance à voir un streptocoque dont la virulence serait partiellement éteinte.

Les ostéo-périostites à pneumocoque sont aujourd'hui nettement établies : Nous avons déjà dit quelques mots de cette manifestation infectieuse à propos de la pathogénie des ostéomyélites des adolescents.

Les lésions que l'on rencontre du côté du périoste et des os pendant ou au déclin d'un otite ou d'une pneumonie, ont été signalées et étudiées par Leyden et Frœnkel qui ont observé le premier cas de périostite suppurée à pneumocoques après la pneumonie, par Netter dans un cas de fracture du bassin accompagnant également une pneumonie et enfin par Verneuil et Netter (abcès sous-périostiques et pneumocoques *Gazette hebdomadaire*, 20 août 1890). Depuis, les faits se sont multipliés et étant donné qu'il est établi actuellement que le pneumocoque jouit de propriétés pyogènes aussi bien que le staphylocoque et le streptocoque, on peut jusqu'à un certain point établir la pathogénie de ces lésions osseuses par pneumocoques en se basant sur les principales observations qui en ont été données et aussi en s'appuyant sur les analogies présentées avec les arthrites suppurées qui reconnaissent pour cause le même agent infectieux.

M. Netter a fait dans les *Archives de médecine expé-mentale* de 1890, une étude très complète du pneumocoque. Nous avons fait à cet article de nombreux emprunts.

Ces ostéo-périostites sont généralement, mais pas toujours (voir observation de Lannelongue, dans la *pathogénie des ostéomyélites)* la conséquence, ou si l'on veut une complication d'une affection qui reconnaît pour cause le pneumocoque et alors l'infection peut se faire d'une façon directe, par l'intermédiaire du sang, ou enfin par métastases.

Pour nous en tenir aux complications osseuses de la pneumonie, ne trouvons-nous pas une infection peut-être directe dans ces cas d'ostéo-périostites costales? On sait que sous la plèvre cheminent de nombreux lymphatiques qui ont été trouvés gorgés de pneumocoques, par Friedlaender; on sait aussi la relation directe qui existe entre la plèvre pariétale et le périoste costal.

D'autre part dans les ostéo-périostites du voisinage de l'oreille, la migration directe de l'agent infectieux s'explique naturellement par la disposition des éléments anatomiques de la région.

On sait aussi que dans les pneumonies graves le sang peut renfermer des pneumocoques. Ce fait est établi de la façon la plus démonstrative par nombreux auteurs et surtout par Netter: qu'un traumatisme intercurrent vienne créer un *locus minoris resistentiæ* et immédiatement des conditions favorables au développement de l'agent qui nous occupe sont établies. Dans l'observation précitée de Netter et de Mariage, l'ostéite suppurée qui compliquait une pneumonie avait été évidemment déterminée par une fracture du bassin, et c'est par l'intermédiaire du sang que le foyer traumatisé avait été infecté : Ces causes locales jouent là comme ailleurs un rôle considérable, car comme le dit Netter pour qu'il y ait lésion, « il ne suffit pas que le microbe soit dans l'économie, il faut qu'il arrive au contact des organes, et qu'il trouve ceux-ci préparés à subir son effet ».

Les infections par pneumocoques pourront aussi avoir lieu par métastase. Dans les otites suppurées, il y a quelquefois destruction partielle du rocher, ulcération d'un des vaisseaux du voisinage et pénétration dans le torrent circulatoire de pus, qui ne manquera pas d'amener une sorte d'infection purulente plus ou moins généralisée; d'où la possibilité aussi d'une infection osseuse.

Nous nous sommes longuement étendu sur les portes d'entrées des agents infectieux à propos de l'ostéomyélite des adolescents : les considérations sont également applicables aux ostéo-périostites plus modestes dans leurs allures, surtout maintenant que l'on a démontré l'existence des divers agents infectieux, dans certaines parties du tube digestif, dans la salive, dans le poumon, etc.

IV. Ostéo-périostites à bacille d'Eberth ou post-typhiques. — Pathogénie —

Prédilection du bacille typhique pour la moelle osseuse. — Sa vitalité prolongée dans les os. — Ostéo-périostites à forme plastique et à forme suppurée. — Les ostéo-périostites post-typhiques peuvent avoir une évolution absolument chronique. — Conditions favorables au développement du bacille d'Eberth dans les os. — Hypothèse de Chantemesse sur les conditions qui président à ses fonctions pyogènes. — Expériences de Roux sur le mélange du bacille d'Eberth avec le staphylocoque.

« La moelle des os, dit Chantemesse, est un des habitats de prédilection du bacille typhique, et chez les animaux inoculés expérimentalement, c'est dans ce tissu qu'on trouve les dernières traces du microbe d'Eberth. Ainsi dans la fièvre typhoïde normale, la moelle des os subit-elle des phénomènes irritatifs très accentués (Ponfick, Neumann), qui aboutissent à un accroissement rapide de la longueur de certains os et se traduisent chez les adolescents par les vergetures des membres (Bouchard). Parfois, pendant la convalescence ou les premières semaines qui suivent la guérison, les malades éprouvent dans certains os, le tibia et le fémur en particulier, des douleurs nocturnes analogues aux douleurs ostéocopes de la syphilis. Elles sont exagérées par la fatigue et peuvent devenir assez intenses pour empêcher le sommeil. Au niveau des points douloureux, apparaît lentement une tuméfaction qui se limite ou diffuse dans tout un os, ou même la plus grande partie d'un membre y compris les jointures. Sous l'influence des phénomènes d'irritations qui évoluent lentement dans la moelle osseuse, l'os se déforme, s'hypertrophie et s'incurve. Les modifications sont lentes à se faire. J'ai vu un malade qui deux ans et demi après la fièvre typhoïde, souffrait encore de douleurs tenaces dans son membre inférieur, dues à l'ostéo-arthrite hypertrophiante typhique ».

Cette observation de Chantemesse *(Société médicale des hôpitaux,* 1890), a le plus grand intérêt au point de vue de la pathogénie des suppurations post-typhiques en général et des suppurations osseuses en particulier.

Il s'agit d'un homme âgé de vingt-neuf ans, dont le début de la fièvre typhoïde eut lieu en juillet 1887. Au bout de six semaines il entra en convalescence. Un mois et demi après, il ressent tout à coup des fourmillements dans le pied et de l'engourdissement dans la jambe, puis des douleurs très vives sous forme d'accès revenant toutes les vingt-quatre heures et durant quinze à vingt minutes. Ces douleurs qui traversent le genou de dedans en dehors, qui ne cessent pas complètement pendant le jour, pour s'exaspérer pendant la nuit, durent trois mois, et l'on voit entre autres altérations l'extrémité inférieure du fémur et en particulier le condyle externe subir un accroissement de volume.

Pendant l'année suivante, le malade ne peut reprendre qu'incomplètement son travail : la moindre fatigue fai reparaître les douleurs lancinantes. L'hyperostose du fémur semble s'accroître et le membre inférieur gauche subit dans sa totalité une courbure légère, à concavité interne. En 1890, l'état local de ce malade de s'améliore pas ; au contraire, l'hypertrophie du condyle semble augmenter encore, car il s'y joint des phénomènes d'arthrite de voisinage.

Chantemesse, sans pouvoir porter un jugement définitif sur la nature de cette lésion osseuse, croit cependant pouvoir être absolument affirmatif sur sa pathogénie, en s'appuyant sur une observation complète, au point de vue du contrôle expérimental, de Orloff, publiée dans le *Vratch* du 7 décembre 1889.

Il s'agit d'une jeune fille qui eut en juin 1888 une fièvre typhoïde qui dura six semaines. A la fin de sa maladie, une légère douleur accompagnée de tuméfaction s'était montrée à la face interne du tibia. La douleur augmenta peu à peu dès que la malade put marcher. Plus vive la nuit que le jour, elle était sujette à des alternatives d'apaisement et de recrudescence. Un mois après, la tuméfaction du tibia persistait encore, mais les douleurs avaient presque complètement disparu. Elles revinrent plus tard, et en même temps la tuméfaction de la partie moyenne du tibia était devenue plus saillante et plus douloureuse.

Le 26 septembre 1889, on pratique l'incision de l'abcès. Entre le périoste épaissi et l'os à surface rugueuse on voit une petite masse d'un gris rougeâtre ressemblant à une amande écrasée. Cette masse envoie, à travers son orifice, gros comme une tête d'épingle, un prolongement qui s'étend dans une cavité creusée dans l'épaisseur de l'os. L'éradication de cette masse fut pratiquée avec la gouge et la curette. Dès le lendemain les douleurs avaient disparu et la guérison survint rapidement. Les ensemencements faits avec ce tissu de granulations donnèrent des cultures pures de bacille typhique.

Ces deux observations ont un intérêt considérable, car elles montrent que dans la généralité des cas la fièvre typhoïde est une affection éminemment aiguë ; elle peut, surtout dans les complications, évoluer à la façon des lésions chroniques. Elles nous montrent que le bacille typhique peut rester somnolent, comme les agents de l'ostéo-myélite prolongée, pour se réveiller à l'occasion d'une cause occasionnelle, et cela longtemps après le début des accidents primitifs.

Les phénomènes suppuratifs n'existent pas toujours : quelquefois on observe simplement des phénomènes inflammatoires plastiques. Ainsi dans huit cas de fièvre typhoïde Ebermaier[1] a observé des périostites qui deux fois seulement ont abouti à la suppuration.

Dans deux de ces cas il a pu démontrer, soit dans le sang du périoste, soit dans le liquide venu du tissu osseux, des bacilles typhiques en grande quantité, et seulement des bacilles typhiques. On peut donc considérer la présence de ces organismes comme la cause de la périostite. Comment sont-ils parvenus dans le périoste? Par la moelle des os, pense l'auteur. En effet, à l'autopsie d'un typhique il a pu avec culture sur gélatine démontrer la présence des bacilles d'Eberth dans la moelle d'une côte et d'un fémur. Ebermaier fait jouer au froid et au traumatisme un rôle important dans l'étiologie de cette affection qui survient à des époques très variables.

Dans nombre de cas, ces suppurations ostéo-périostiques qui surviennent après la fièvre typhoïde ne sont pas dues au bacille d'Eberth. Ainsi dans une épidémie de

[1] Ebermaier (*Deutsch. Arch. f. klin. Med.* XLIV).

fièvre typhoïde, à Munich, M. Schede[1] a observé dix cas d'abcès des os dans lesquels le pus ne renfermait pas de bacilles typhiques, mais des *cocci* de la suppuration. Pourquoi ce microbe typhique, qui n'est pas d'ordinaire pyogène, provoque-t-il parfois des suppurations ? Pourquoi, dans certains cas, les lésions osseuses restent-elles à la phase plastique tandis que dans d'autres elles aboutissent à la suppuration ? Voici ce que Chantemesse a pu induire de quelques expériences et les hypothèses qu'il a pu émettre comme réponse à ces questions.

« Si, chez un animal qui jouit d'une grande résistance au virus de la fièvre typhoïde, le lapin par exemple, on inocule une petite quantité du microbe dans le voisinage immédiat du périoste d'un os long, le bacille est très rapidement détruit ; si la dose inoculée est plus forte, il survient de la tuméfaction. Au bout de vingt-cinq jours on trouve le périoste épaissi, l'os vascularisé et au point d'inoculation un petit foyer de suppuration. Cette expérience ne reproduit pas exactement ce qu'on observe chez l'homme, mais elle montre que dans un organisme réfractaire le bacille typhique peut faire du pus, et quand la suppuration survient chez l'homme, c'est d'ordinaire après qu'il a subi depuis longtemps les atteintes du virus et qu'il a acquis un degré d'immunité plus ou moins grand. »

Cette hypothèse de Chantemesse avait déjà été émise par MM. Arloing et Gabriel Roux, à savoir que le bacille d'Eberth peut devenir pyogène peut-être en s'atténuant et sous l'influence de causes encore inconnues. M. Gabriel Roux a aussi — par des expériences qui consistaient à

[1] *Munchener med. Wochenschrift*, 1888.

mélanger l'une à l'autre des cultures pures de bacilles d'Eberth avec du staphylocoque pyogène orangé et à chercher avec ce mélange à provoquer la suppuration — pu produire des abcès dans lesquels on trouvait au début les deux agents infectieux et ensuite exclusivement le staphylocoque orangé. Bien loin de l'avoir emporté dans la lutte pour l'existence sur le véritable microbe pyogène, le bacille de la fièvre typhoïde, présent au début, avait fini par disparaître complètement.

Ces expériences pourraient bien expliquer ces faits un peu extraordinaires d'abcès ou d'ostéites survenus manifestement au cours d'une dothiénenterie par infection mixte et dans lesquels on ne trouve, comme chez les malades de M. Schede, que les *cocci* de la suppuration. Le bacille typhique aurait donc une vitalité moindre que les autres agents pyogènes ou supporterait mal leur voisinage.

V. Ostéo-périostites consécutives aux fièvres éruptives.

Rareté des lésions osseuses après les fièvres éruptives. — Difficulté d'étudier la pathogénie d'une complication de maladie première à agent infectieux encore mal connu. — Recherches de Barrié sur la périostite variolique. — Ses analogues avec la périostite albumineuse. — Hypothèse de Golgi, de Bidder sur sa pathogénie. — Critiques.

Les manifestations osseuses que l'on voit survenir dans le cours ou pendant la convalescence de fièvres éruptives, rougeole, scarlatine, variole, etc., ne sont pas rares.

Signalées depuis longtemps, elles n'ont pas été, sauf pour la variole, l'objet d'études particulières.

Les recherches de l'agent infectieux, ses conditions de développement ont surtout été laissées dans l'ombre. De sorte que, actuellement, l'on ne sait si ces suppurations périostiques et osseuses sont causées par les agents ordinaires de la suppuration osseuse ou si ce sont les agents morbigènes de ces fièvres éruptives, agents qui du reste sont loin d'être parfaitement connus, qui amènent ces lésions. Il y a peu de temps encore on disait : Dans la fièvre typhoïde il existe des ostéites, des périostites, mais c'est une lésion banale dans laquelle la dothiénentérie n'a joué que le rôle de cause prédisposante : actuellement on sait fort bien que le bacille typhique est capable d'édifier de toute pièce une suppuration osseuse et l'on décrit à côté des ostéo-périostites à staphylocoques ou streptocoques des ostéites à bacille typhique. D'ici peu de temps, on décrira probablement les périostites des fièvres éruptives, mais actuellement cette question n'a pas reçu le contrôle de la bactériologie et de l'expérimentation. Nous ne pourrons donc n'aborder cette question de pathogénie qu'avec beaucoup de réserve.

La périostite et l'ostéomyélite varioleuse a cependant été l'objet de travaux spéciaux. Barié, en 1888, en a donné, dans les *Bulletins de la Société médicale des hôpitaux*, une bonne étude de Nève *(The americ. Journ. of the medic. Sciences*, mai 1891) a signalé et décrit des ostéomyélites suppuratives ou nécrosiques des os longs ou des épiphyses au cours de la dothiénentérie. Ces lésions se rencontreraient surtout chez les enfants et les jeunes gens et guériraient généralement d'après ce dernier auteur.

Le mémoire de Barié mérite d'être analysé : cet auteur montre d'abord que ces suppurations post-varioliques sont connues depuis longtemps puisque J.-L. Petit (1735) parle de dépôts purulents qui surviennent au voisinage des os après la petite vérole. Il a ouvert plusieurs de ces collections suppurées et presque toujours il a trouvé au dessous « les os découverts ou cariés ».

Les faits véritablement scientifiques ont été mis en lumière par Barié, qui s'est efforcé d'en éclaircir la pathogénie. Il trouve, tout d'abord, que les périostites qui surviennent dans la convalescence de la variole offrent des caractères d'analogie nombreux avec la périostite rhumatismale ou albumineuse d'Ollier et de Poncet. Il signale d'abord une identité de symptômes et également identité étiologique prédisposante : le froid et le traumatisme; à ces deux agents il ajoute la fatigue. Il croit que cet élément pathogénique a une valeur considérable dans la périostite varioleuse. « On comprend facilement, dit-il, que les premiers pas que fait un varioleux, épuisé par une maladie aussi longue et qui déprime autant l'organisme que la variole, soit une cause de fatigue extrême, et comme dans ce cas les membres inférieurs sont réellement les seuls soumis à un travail successif, ils deviennent le lieu de résistance moindre, si favorable à la localisation de tout phénomène pathologique. Ainsi s'explique pourquoi la périostite apparaît chez les malades dès qu'ils ont commencé à marcher et pourquoi les membres inférieurs, ceux qui travaillent le plus, sont le lieu de prédilection de la maladie.

C. Golgi[1], puis Litten et Orth[2] ont insisté sur les altérations de la moelle des os et sur les troubles de la nutrition qui en sont la conséquence ; ils ont vu là une cause efficiente de ces périostites que l'on rencontre non seulement dans la variole, mais encore dans la fièvre typhoïde, la septicémie, la scarlatine. Mais ce qui est un peu en contradiction avec cette opinion c'est que les lésions de la moelle osseuse sont surtout marquées vers les épiphyses, alors que les périostites, au contraire, siège presque toujours sur la diaphyse de l'os.

Bidder[3], pour expliquer la production des arthrites suppurées ou non post-varioliques, théorie que l'on peut également appliquer aux périostites, admet qu'il y a une propagation directe aux os et aux articulations du travail inflammatoire qui se passe du côté de la peau. Ce qui confirmerait cette hypothèse, c'est que dans la variole il n'y a guère que les articulations superficielles qui soient prises. Ce qui semble également donner raison à la théorie de Bidder, c'est que Barié a relevé la fréquence de la périostite au niveau de la face interne du tibia, c'est-à-dire dans une région du squelette qui se trouve immédiatement sous la peau.

Une dernière hypothèse à faire serait de voir dans l'élément infectieux qui préside à toutes les manifestations cliniques de la variole, la cause déterminante aussi bien des arthrites que des ostéo-périostites post-varioliques : mais cette notion bactériologique ne peut pas être fournie encore dans l'état actuel de la science.

[1] *Rivist. clin.* 1873.
[2] *Berliner klinische Wochenschr.* 1877.
[3] *Deutsche Zeitsch. f. Chir.*, Bd. 11.

Nous pourrions répéter, à propos de la scarlatine, de la rougeole, ce que nous venons de dire à propos des périostites post-varioliques. Nos connaissances sont même encore plus imparfaites. Tout ce que nous avons à ajouter c'est que la rougeole qui se complique facilement de manifestation auriculaire amène parfois des otites suppurées, avec propagation au rocher, à l'apophyse mastoïde et que dans ces suppurations périauriculaires, on rencontre fréquemment comme agent pathogène le pneumocoque.

VI. Ostéites à forme névralgique. — Abcès des os — Pathogénie. —

Rapports des abcès des os et des ostéites à forme névralgique. Identité de processus inflammatoire. — Fréquence chez les femmes. — Rôle manifeste de l'hystérie. — Compression de filets nerveux : 1° par du pus ; 2° par de l'os de nouvelle formation. Névrite possible. Prolifération des tubes de Remack.

A l'exemple d'Heydenreich, nous réunissons dans la même étude pathogénique les abcès des os et les ostéites à forme névralgique, car ce sont deux affections que l'on peut considérer comme le résultat de diverses lésions inflammatoires du tissu osseux. On peut les expliquer par les formes nombreuses que peut affecter l'ostéomyélite et l'inégalité d'intensité inflammatoire. D'après le professeur Ollier, ces abcès des os, ces ostéites à forme névralgique sont surtout le résultat d'une ostéite bipolaire dans laquelle une des extrémités juxta-épiphysaires a suppuré et donné lieu à l'élimination de séquestres, tandis que l'autre extrémité n'a éprouvé qu'un faible degré d'inflammation. Dans certains cas, celle-ci peut aller jusqu'à la suppuration : c'est l'abcès osseux vrai. Le pus peut alors se frayer un chemin, et aller s'ouvrir en dehors par une fistule. Dans d'autres cas, lorsqu'il n'est pas très phlogogène, il restera enkysté dans une coque produite par des néoformations osseuses consécutives à l'irritation causée par du pus. Ces abcès, au bout d'un certain temps, peuvent même être résorbés et ne laisser, comme trace de leur existence ancienne, qu'une cavité tapissée de fongosités ou une membrane granuleuse.

Puis cette cavité va diminuer petit à petit par l'apposition concentrique de nouvelles couches osseuses. Quand on trépane ces anciens foyers inflammatoires, on ne trouve souvent qu'un peu de tissu osseux plus ou moins altéré, et à son centre quelques productions fongueuses. Ce sont là les faux abcès des os. Ceux-ci, quelquefois, se caractérisent par des douleurs extrêmement vives. Certainement nombre d'ostéites à forme névralgique n'étaient autres que des abcès osseux anciens en voie de résolution, ou même complètement résorbés. Mais à côté de cette forme, qui est la seule reconnue par Heydenreich, il faut en citer une autre. Dans celle-là, les phénomènes inflammatoires ont été peu intenses, ils n'ont pas déterminé la suppuration, mais ont simplement provoqué une excitation ostéogénique, soit de la moelle, soit du périoste. A la suite de cette irritation, des productions osseuses se sont montrées, et ont pu enserrer et comprimer les minces filets nerveux que renferme le tissu osseux.

Cette dernière forme mérite seule le nom d'ostéites à forme névralgique, car les deux premières que j'ai signalées, malgré les phénomènes douloureux qu'elles déterminent, rentrent dans la classe des abcès osseux.

Heydenreich nie complètement cette dernière forme. Pour lui, il y a toujours abcès; si l'on ne le trouve pas, c'est qu'il a cessé d'exister : le pus a été résorbé, mais il a existé à un moment donné.

Nous n'adopterons pas l'opinion du professeur de Nancy, et avec Gosselin et Ollier, nous dirons qu'il existe une ostéite dans laquelle les douleurs rebelles constituent le caractère prédominant de l'affection et ne sont accompagnées ni de fièvre ni de phénomènes infectieux ou suppuratifs. Nous insistons aussi sur ce fait : que cette affection se rencontre plus spécialement chez les femmes et surtout chez celles qui sont entachées de névropathie et d'hystérie. Nous avons observé dans le service du professeur Ollier une malade atteinte de névralgie osseuse, et nous avons été frappé de la ressemblance de son affection, des symptômes présentés par cette jeune fille, avec une malade de Gosselin, qui fit sur elle une clinique rapportée dans la *Gazette hebdomadaire* de 1874. La malade de Gosselin était hystérique, et un point sur lequel le professeur de Paris insistait, c'est que, malgré le soulagement apporté à ses douleurs par divers traitements, elle ne voulait pas en convenir. La malade d'Ollier est dans le même cas. Un soir, à la contre-visite, elle souffrait plus que de coutume. Nous lui faisons prendre deux grammes d'antipyrine : elle est soulagée le lendemain, mais ne veut pas en reprendre, car ce n'est pas le médicament qui l'a soulagée; c'est simplement parce que, dit-elle, « ça devait passer cette nuit ». Mêmes réflexions à propos de vésicatoires qui avaient diminué également ses douleurs. Il semble que cette malade trouve du plaisir à souffrir, pourvu qu'elle puisse se plaindre. Notre malade est certainement hystérique, devons-nous ajouter.

Les abcès des os ne présentent pas de particularités bien intéressantes à propos de leur pathogénie. Leur production est liée soit à un séquestre, soit à un ancien foyer d'ostéite. Les douleurs qui l'accompagnent s'expliquent tout naturellement par la rétention du pus et la compression exercée par celui-ci sur les filets nerveux. Peut-être faut-il admettre que ceux-ci participent également à l'inflammation et présentent un certain degré de névrite.

Nous n'insisterons pas davantage sur la pathogénie de ces abcès osseux, pour nous étendre un peu plus sur les ostéites à forme névralgique.

Gosselin qui, le premier, a insisté sur cette affection, montre que la trépanation de l'os *loco dolenti* est le meilleur traitement à opposer à cette affection. Ce soulagement des malades, alors même que l'on ne tombe sur aucun abcès intra-osseux, mais simplement sur des masses osseuses plus ou moins dures et de nouvelle formation, va nous donner la clef de la pathogénie de cette classe particulière d'ostéites.

Il existe, dans l'intérieur de la moelle osseuse, un nombre notable de filets nerveux bien démontrés actuellement. Ceux-ci viennent-ils à être comprimés par une cause ou par une autre, immédiatement ils déterminent une douleur dont l'acuité variera avec l'étendue de la compression, et son intensité enfin augmentera encore si à la compression vient encore se joindre de la névrite.

A quel moment observe-t-on, en effet, ces douleurs? C'est souvent lorsque l'os est le siège d'une hyperémie physiologique, comme dans la marche et la station debout; c'est lorsque celui-ci est exposé à une température plus élevée, comme cela se produit dans le lit où les douleurs sont souvent plus vives; c'est enfin par crises passagères, lorsqu'une poussée ostéogénique vient à se produire dans le voisinage de la lésion osseuse.

Quant au mécanisme intime, quant à la pathogénie de ces douleurs, ce sont des points encore obscurs, mais que nous pouvons, avec M. le professeur Ollier, rattacher à deux causes : 1° la compression des filets nerveux sains par la moelle hyperémiée, par du tissu osseux nouveau; 2° la compression de filets nerveux déjà atteints de névrite.

Les examens histologiques qui pourraient nous éclairer beaucoup sur ce point ont été faits rarement; aussi ne pouvons-nous guère nous appuyer sur des arguments cliniques. Or, c'est un fait avéré que, dans tous les cas de névralgie osseuse, les douleurs disparaissent d'autant mieux et plus rapidement, que la moelle est plus complètement débarrassée des parties qui l'entourent, et qu'il existe un plus grand nombre d'ouvertures et de brèches osseuses.

Dans un cas d'ostéite à forme névralgique, ou plutôt d'abcès osseux, observé par M. le professeur Ollier, la névralgie fut rebelle, malgré l'ouverture du foyer; il s'agissait d'une petite cavité de l'extrémité juxta-épiphysaire du radius, dans laquelle le stylet déterminait, par son contact avec la membrane granuleuse qui tapissait la cavité, des douleurs d'une acuité toute particulière. M. Ollier enleva alors cette membrane et la soumit à l'examen histologique de M. le professeur Renaut, qui trouva un nombre considérable de tubes de Remak en voie de prolifération.

Il faudrait donc peut-être, dans certains cas, joindre à la compression des filets nerveux et à leur névrite, une prolifération des fibres, pour expliquer les douleurs qui sont la caractéristique des ostéites à forme névralgique.

En résumé, la pathogénie des abcès des ostéites douloureuses est la suivante :

1° Production d'un foyer purulent ou d'une néoformation osseuse dans un point de l'os ayant été le siège de phénomènes inflammatoires ;

2° Compression des filets nerveux avec irradiation douloureuse dans les branches voisines ;

3° Névrite de ces filets nerveux ;

4° Production, comme dans l'observation d'Ollier, de fibres de Remaknouvelles, par prolifération et bourgeonnement ; et consécutivement hyperesthésie sous l'influence de la moindre cause, et notamment de troubles vasculaires.

VII. — Ostéites tuberculeuses.

— Pathogénie —

Différence, au point de vue pathogénique, du bacille de Koch et du staphylocoque. Historique. Processus évolutif. Susceptibilité variable du tissu osseux pour la tuberculose, suivant la vascularisation plus ou moins grande. Rapports et différences de la tuberculose et de la scrofule. Tentatives d'atténuation.

Les détails dans lesquels nous sommes entrés à propos de la pathogénie de l'ostéomyélite, nous permettront de nous restreindre considérablement dans la même étude relative à la tuberculose. Les lésions déterminées du côté du système osseux par le bacille de Koch sont incompatibles avec l'intégrité de ce tissu, ont une tendance constamment destructive, mais présentent une évolution lente et affectent généralement un caractère subinflammatoire. Le tubercule détermine une réaction si faible, qu'il peut être longtemps toléré : dès que la colonie greffée en quelques points d'un os s'étend, dit Poulet, dès que l'économie en ressent le contre-coup ou s'épuise pour d'autres causes, l'agent infectieux fait des progrès plus rapides et manifeste sa présence par une irritation plus intense; quant aux lésions déterminées par le bacille tuberculeux, elles sont les mêmes que celles de l'ostéite simple, c'est-à-dire qu'elles présentent un processus raréfiant, et nécrosique, suivant les cas.

D'une façon générale, les causes qui favorisent le développement de l'ostéomyélite ont la même influence sur l'évolution de l'ostéite tuberculeuse. L'influence si marquée du traumatisme sur l'éclosion des lésions tuberculeuses, si bien démontrée par Max Schuller, ne l'a-t-elle pas été également pour les lésions osseuses d'origine infectieuse par Rosemback?

La présence à côté du microbe de la phtisie, du staphylocoque amène une gravité plus grande, comme l'a avancé notre ami P. Goulloud, de même que nous avons constaté pour l'ostéomyélite un pronostic plus sombre, une marche plus envahissante quand plusieurs agents infectieux évoluent simultanément.

Notre intention n'est pas non plus d'étudier séparément la périostite, l'ostéite tuberculeuse, la carie, le *spina ventosa*, lésions qui reconnaissent toutes une même pathogénie, un même processus évolutif, mais qui empruntent à la différence de terrain sur lequel ces lésions éclatent, leur diversité d'aspect.

Après un court historique, nous signalerons quelques travaux peu connus et dont l'importance a trait surtout à la pathogénie qui nous occupe. Nous résumerons les recherches de Charpy sur la variation de susceptibilité du tissu osseux au point de vue de la tuberculose, suivant le degré de vascularisation[1] et les travaux d'Arloing sur les rapports de la scrofule et de la tuberculose.

Il est difficile de diviser par périodes l'histoire de la tuberculose osseuse au point de vue pathogénique. Les grandes discussions sur l'unité ou la dualité de la tuberculose, sont des questions de pathologie générale que

[1] A. Charpy, *Etudes d'anatomie appliquée*. J.-B. Baillière, Paris, 1892.

nous n'aborderons même pas, car elles nous entraîneraient trop loin ; elles sont du reste admirablement exposées dans les classiques.

Après les immortelles recherches de Laennec, qui marquèrent sinon le premier pas, du moins la première incursion sérieuse sur le domaine de la tuberculose en général, les chirurgiens ont eu constamment les yeux dirigés sur cette même entité morbide dans ses localisations osseuses et articulaires.

La thèse de Nélaton, encore classique actuellement, s'occupe cependant assez peu de la pathogénie du tubercule osseux. Les recherches de Riew, de Virchow, si fécondes au point de vue de l'anatomie pathologique, ne portent pas sur la nature intime de l'affection.

Billroth et Vokmann, avant les découvertes bacillaires, considéraient cette affection comme une gangrène moléculaires de l'os. Ranvier, plus tard, crut trouver dans les dégénérescences graisseuses primitives des cellules osseuses le point de départ de la carie, qui, nous le savons aujourd'hui, n'est autre chose qu'une ostéite tuberculeuse.

Toutes ces opinions devaient tomber devant la découverte de l'agent spécifique de la tuberculose, devant le bacille de Koch et les zooglées de Malassez, qui probablement ne sont autre chose que des bacilles à un stade moins avancé de leur développement. Citons au hasard, dans cette dernière période les noms de Villemin, Martin, Grancher, de Kœster, Kœnig, Lannelongue, Poulet et Kiener, comme ayant plus spécialement que les autres approfondi la pathogénie du tubercule osseux.

Le bacille de la tuberculose pénètre dans l'organisme

par les mêmes voies probablement que le staphylocoque : la voie pulmonaire semble cependant lui être plus fréquemment ouverte. Il pénètre dans le sang où il est transporté par le torrent circulatoire, il va alors, s'il rencontre dans un point du système osseux un *locus minoris resistentiæ*, s'y localiser, et, là, déterminer deux sortes d'irritation.

La première irritation est banale : c'est celle que détermine tout corps étranger produisant le faux tubercule ; puis une irritation vraiment spécifique, à marche extensive, à caractères spéciaux, amenant des lésions qui lui sont propres et que nous n'avons pas à étudier ici.

La localisation du bacille de Koch, dans tel point plutôt que dans tel autre sera déterminée par certaines conditions d'infériorité de la part du tissu osseux, telles que congestion, croissance exagérée, dystrophie élémentaire primitive par traumatisme, etc., etc. Nous ne pouvons revenir sur ces points déjà étudiés à propos de l'ostéomyélite, pas plus que sur l'influence de la misère physiologique et de l'affaiblissement de tout l'organisme.

Des tentatives d'atténuation du virus de la tuberculose ont été faites ces dernières années par Cavagnis, Gosselin de Lille, Raymond et Arthaud et bien d'autres.

Les recherches de Gosselin sont intéressantes. Il a tout d'abord démontré que l'on peut toujours inoculer un animal, et qu'aucun n'est absolument réfractaire. Il a constaté en même temps, que le bacille de la tuberculose, alors même qu'il est cultivé dans des conditions mauvaises pour son développement, ne perd pas néanmoins ses propriétés nocives. Il a également trouvé que, transportée sur des animaux plus réfractaires que la moyenne, la tuberculose ainsi obtenue n'est pas atténuée et ne peut pas servir de vaccin.

D'autre part, il a démontré expérimentalement que les tuberculoses dites bénignes sont telles à cause du milieu dans lequel elles évoluent, mais leur principe actif n'est nullement amoindri ; il reprend sa vitalité ordinaire aussitôt qu'il se retrouve dans des conditions favorables.

Gosselin a encore essayé, mais sans résultats bien probants, de rendre des animaux réfractaires à la tuberculose en les soumettant à l'usage quotidien de substances antiseptiques. Les expériences ont porté plus particulièrement sur l'iodoforme.

MM. Raymond et Arthaud ont aussi cherché dans le tanin administré quotidiennement un moyen de rendre les animaux réfractaires au bacille de Koch. Ces auteurs semblent avoir rendu des lapins complètement réfractaires à la tuberculose par ce moyen. Toutefois, ils ne croient pas pouvoir affirmer ce fait comme complètement démontré, n'ayant pas, pour l'appuyer, un nombre de cas suffisamment élevé.

Cavagnis a essayé de faire des vaccinations antituberculeuses d'après le procédé Pasteur.

Il a constaté que l'acide carbonique en solution aqueuse à 2 pour 100 et au-dessus, détruit la virulence des matières tuberculeuses, et qu'en solution plus faible 1,25 pour 100, il l'atténue. Il fit à des animaux des inoculations d'abord tout à fait inactives, puis faibles et enfin graduellement de plus en plus virulentes.

Il a réussi dans ses expériences ayant porté sur deux cobayes et trois lapins à rendre un cobaye et les trois lapins complètement réfractaires. Le deuxième cobaye fut contaminé mais sa tuberculose présenta une marche très torpide.

Enfin, dans ces dernières années les recherches de laboratoires se sont multipliées à un tel point qu'il nous est impossible dans une étude pathogénique où la clinique doit rester au premier plan, d'en faire une étude même sommaire. De nouvelles tuberculoses ont été découvertes sur les animaux; on a reconnu que souvent elles présentaient des différences très marquées avec celles que l'on observe chez l'homme. On trouvera dans les magistrales leçons de M. Arloing, sur la tuberculose, l'état actuel de la science avec toutes les considérations pathogéniques que comporte une pareille question. Nous ne pouvons que renvoyer le lecteur à cet ouvrage où sont étudiées dans tous leurs détails les tuberculoses aviaires, les tuberculoses microbiennes autres que celles qui reconnaissent pour cause le bacille de Koch, les tentatives récentes de vaccination, et enfin la tuberculine.

Nous relaterons ici les expériences de M. Arloing sur les rapports de la scrofule et de la tuberculose. C'est un point de pathogénie qui intéresse plus particulièrement le clinicien.

Les ostéites tuberculeuses, avons-nous dit, surviennent généralement chez des individus ayant déjà d'autres lésions tuberculeuses, mais non toujours, comme le voulait Louis.

Les manifestations osseuses de la tuberculose se voient aussi fréquemment chez les scrofuleux. Souvent, la présence de ganglions au cou, d'*impetigo* du cuir chevelu, de kératite phlycténulaire dans l'enfance, suffisent pour faire admettre une lésion osseuse de nature tuberculeuse, quand la chose paraît douteuse. Nous ne voulons pas résumer les nombreuses discussions qui ont lieu sur les rapports de la tuberculose et de la scrofulose. Nous dirons seulement, que l'identité de ces deux processus, que jadis on qualifiait du nom de diathèse, est établie et cela à la suite :

1° De recherches histologiques qui ont montré l'identification pathologique de ces deux processus ;

2° De la transmission possible par inoculation des deux affections ;

3° De la découverte d'un bacille dans les lésions tuberculeuses et scrofuleuses, quoique l'élément parasitaire soit plus rare dans cette dernière forme.

M. le professeur Arloing, tout en admettant ces conclusions aujourd'hui presque classiques, a été amené à une conception nouvelle en utilisant la réceptivité inégale du lapin et du cobaye au point de vue des inoculations de la tuberculose et de la scrofulose. Le cobaye, on le sait, devient tuberculeux avec une facilité étonnante. Le lapin résiste davantage. M. Arloing a eu l'idée d'utiliser cette différence de susceptibilité, pour démontrer que la tuberculose et la scrofulose distinctes au point de vue chimique, pouvaient aussi être différenciées au point de vue expérimental. Des ganglions tuberculeux, pris chez des malades manifestement atteints de tuberculose sont inoculés à une série de cobayes et de lapins. Tous deviennent tuberculeux, lapins et cobayes. D'autres inoculations sont faites avec des ganglions provenant d'enfants scrofuleux, et ne présentant pas trace de tuberculose au point de vue clinique.

Tous les cobayes dans ce cas sont frappés de tuberculose, mais tous les lapins résistent. Ces deux expériences furent un trait de lumière pour M. Arloing. La scrofulose serait une forme atténuée de la tuberculose, et son virus en passant dans un organisme éminemment favorable au développement du tubercule verrait sa virulence augmenter. Au contraire, ce même virus scrofuleux n'aurait pas une intensité suffisante pour faire éclater la tuberculose chez le lapin. On ne trouverait pas chez lui des conditions capables d'augmenter sa virulence pour en faire une manifestation vraiment tuberculeuse.

Tels sont les résultats des recherches de M. Arloing, résultats qui ne sont pas en désaccord avec l'unité de la scrofule et de la tuberculose, mais qui, comme la clinique, tendent néanmoins à établir une certaine distinction entre ces deux affections.

Un des points les plus intéressants de la pathogénie des ostéites tuberculeuses est de savoir comment se comportent, vis-à-vis du bacille de Koch, les différentes variétés du tissu osseux.

Depuis longtemps les os ont été divisés, au point de vue microscopique, en :

1° Os rouges ou sanguins;
2° Os jaunes ou gras;
3° Os blancs.

Ces derniers sont secs, peu vasculaires, légèrement atrophiés.

Nous devons dire que ces différences de coloration et d'aspect tiennent beaucoup plus à la composition de la moelle, qu'à des différences des éléments constitutifs de la trame osseuse. Nous allons étudier quelle est la susceptibilité vis-à-vis du tubercule de ces différents types osseux. D'autre part, comme actuellement, l'ostéite tuberculeuse est rangée parmi les ostéites infectieuses et progressives, avec une marche chronique, nous pourrons étendre, par induction, ces considérations aux ostéomyélites.

Nous avons trouvé, dans un mémoire important d'un de nos maîtres, M. Charpy, professeur à la Faculté de médecine de Toulouse, des documents très intéressants sur ce point. Nous ferons à ce mémoire sur les variétés chirurgicales du tissu osseux, de nombreux emprunts[1].

Les os rouges ou sanguins se rencontrent surtout chez les sujets jeunes. La moelle qu'ils contiennent porte le nom de moelle fœtale. Ce tissu, suivant les expressions de M. le professeur Charpy, sue le sang par tous les pores, comme d'autres la graisse (sur une coupe, bien entendu).

Ces os ne se rencontrent que chez les enfants et les adultes vigoureux.

Ces os, richement vasculaires, sont peu disposés à la tuberculose. Celle-ci, en effet, ne s'accommode guère avec les organes richement vascularisés, et avec ceux qui le sont trop peu.

C'est aussi ce qui se passe dans le poumon, où les sommets, médiocrement irrigués, sont un lieu d'élection pour les bacilles.

Rindfleisch croit que, pour détruire le tubercule, il faut l'hyperémier, ou, en d'autres termes, l'oxygéner; car quand on voit les avantages que retirent les tuberculeux de l'aération, on ne doute pas que l'oxygène, en même

[1] A. Charpy, *Etudes d'anatomie appliquée*. Paris, 1892, p. 2.

temps qu'il tonifie l'organisme, ne contrarie les éléments parasitaires de la tuberculose.

La tuberculose osseuse se comporte de la même façon. M. Ollier insiste fréquemment, dans son service, sur la curabilité des lésions tuberculeuses par l'hygiène seule. Il proteste énergiquement contre l'opinion des chirurgiens qui, en face d'une lésion tuberculeuse, se comportent comme s'ils avaient affaire à un néoplasme.

La clinique nous montre que les territoires fortement vascularisés sont un mauvais terrain de culture pour la tuberculose. Les lésions tuberculeuses seront d'autant plus fréquentes qu'on s'éloignera davantage des centres de vascularisation.

Chez les enfants, les régions osseuses les moins vasculaires, telles que l'épiphyse, l'extrémité bulbeuse de l'os sont les points où le tubercule vient nicher le plus fréquemment. C'est aussi dans les points où l'ostéogenèse est sur le point de finir, par exemple dans les épiphyses marginales du bassin, vers l'âge de vingt ans, que les lésions sont plus nombreuses. Enfin il faut faire jouer aux traumatismes, aux entorses juxta-épiphysaires d'Ollier un rôle considérable, car précisément, sous l'influence d'un trauma quelconque, des modifications de la circulation, un ralentissement du sang se produiront et permettront aux agents infectieux de s'arrêter dans ce *locus minoris resistentiæ*.

Les os jaunes où os gras sont des tissus atteints de ralentissement de leur nutrition, ne jouissant que d'une vitalité diminuée.

En raison même de cette anémie, les os gras semblent donc, comme les os fortement vascularisés, devoir créer un terrain défavorable à la tuberculose. C'est l'opinion de M. Charpy. C'était celle de Nélaton, qui prétendait que les manifestations osseuses de la tuberculose, chez les enfants, étaient plus fréquentes que chez les adultes, car chez ces derniers, les os subissaient une transformation du tissu cellulaire adipeux.

Quant aux os blancs, aux os des phtisiques, c'est le terrain le plus favorable au développement de la tuberculose.

Les germes tuberculeux poussent facilement sur des os ainsi constitués. Le bacille de Koch trouve là un terrain préparé souvent par plusieurs générations, on peut le dire, puisque l'hérédité, non de la tuberculose, mais des causes prédisposantes, est admise actuellement. Dans ces os, la vascularisation est médiocre, les artères nourricières sont petites, le courant circulatoire est ralenti, conditions, on le voit, on ne peut plus favorables au développement des ostéites tuberculeuses.

En résumé, et pour terminer, nous voyons que les os fortement vascularisés, de même que ceux qui le sont très peu, sont, jusqu'à un certain point réfractaires à la tuberculose, car là, le bacille ne trouve pas des conditions vitales suffisantes.

Fréquentes, au contraire, sont les localisations bacillaires sur les os blancs des individus en puissance de tubercule, des candidats à la tuberculose, des cachectiques. Et ce que nous disons pour la tuberculose, nous pouvons également l'appliquer aux autres manifestations infectieuses portant sur le système osseux.

VIII. Ostéo-périostites syphilitiques

— Pathogénie —

Analogies des lésions osseuses dues à la syphilis avec les autres manifestations de cette maladie. Rôle de la moelle osseuse. Fréquence des lésions médullaires, rareté des nécroses. — Infection mixte et suppurations.

Nous ne nous étendrons pas longuement sur la pathogénie des ostéites liées à la syphilis. Si leur anatomie pathologique est bien connue, il serait téméraire de vouloir maintenant faire une étude approfondie de sa nature intime qui, jusqu'à un certain point, a encore échappé aux investigations des syphiligraphes. Sans doute les recherches les plus récentes semblent devoir nous permettre d'affirmer que là encore il s'agit d'une affection infectieuse ; mais comme cet agent morbigène n'est pas encore démontré, qu'on n'a pas pu par des cultures étudier les mœurs de ce microbe, nous ne pourrions que faire des hypothèses sur son mode d'action, et l'on sait que les vues de l'esprit qui ont pu quelquefois faire avancer la science, ne servent généralement qu'à l'embrouiller quand elles ne la font pas reculer.

Nous supposons donc, puisque nous plaçons l'ostéite syphilitique à côté des ostéites infectieuses, qu'elle est de nature microbienne. Nous emprunterons aux divers mémoires de M. Gangolphe sur la syphilis des os et au *Traité des maladies vénériennes* de Louis Jullien, les détails suivants sur la pathogénie de l'affection qui nous occupe.

Tout d'abord nous devons distinguer les lésions ostéo-périostiques de la période secondaire de celle de la troisième période.

Les premières sont mal connues ; les lignes suivantes de Jullien résument à peu près tout ce que nous savons sur la pathogénie des ostéites syphilitiques secondaires [1].

« Les os jouent un rôle important dans le phénomène de l'hématopoïèse ; les cellules médullaires, si parfaitement semblables aux globules blancs du sang, sont, à n'en pas douter, des cellules lymphatiques. Au reste, la présence au sein de ces éléments de granulations rouges ou brunes, détritus probable d'hémoglobine, permet de penser que les globules rouges subissent dans la moelle un processus destructif, absolument comparable à celui qui se passe dans la pulpe splénique. » On peut donc comparer les lésions osseuses de la période secondaire, à celles qui se passent du côté des ganglions et des glandes vasculaires sanguines.

« Que ceux, du reste, continue Jullien, qui seraient tentés de nous reprocher le rôle prépondérant que nous attachons à l'élément lymphatique, jusque dans les maladies superficielles de l'os, veuillent bien se souvenir que, même chez les sujets arrivés au terme de leur croissance, la face interne du périoste est doublée d'une mince couche médullaire, formant avec celle de la moelle un tout continu, de telle sorte que l'os peut être considéré comme baigné dans cette substance.

« Ces données physiologiques, que tous les auteurs spéciaux ont eu le tort de négliger jusqu'ici, vont nous

[1] Louis Jullien, *Traité pratique des maladies vénériennes*, Paris, 1886, p. 643.

rendre singulièrement intelligibles les lésions précoces du squelette. Quoi de plus rationnel, en effet, que d'attribuer le soulèvement du périoste à la tuméfaction de la couche médullaire qui le tapisse, et qui fatalement, comme la rate, les amygdales ou tout autre organe lymphoïde, subit l'influence du virus ? et ces douleurs, dont l'os devient le siège vers la même époque, ne dénotent-elles pas qu'un semblable phénomène, se passant au sein de la moelle, met en jeu la sensibilité de cet organe, ou le suit à l'état pathologique? »

Ces considérations nous semblent également applicables aux lésions tertiaires du tissu osseux. Du reste, ces lésions de la période tertiaire ne nous paraissent être qu'un degré plus avancé des précédentes.

Un point qui nous intéresse et que Gangolphe a mis spécialement en relief, c'est la localisation primitive, je n'ose pas dire du microbe de la syphilis, mais de la cause morbigène, dans la moelle osseuse. C'est par là que débute la lésion, c'est là que l'agent morbifique trouve les conditions les plus favorables à son développement. Quant aux troubles que l'on rencontre dans le reste de l'os, ce ne sont, à proprement parler, que des lésions de défense.

Examinons comment va agir cet agent infectieux inconnu sur la moelle, car, dit Gangolphe, « la fréquence des lésions centrales médullaires, leur existence souvent isolée permet de croire que, le plus fréquemment, la localisation primitive a lieu au centre de l'os. De là le processus spécifique s'étend aux parties avoisinantes, très probablement par l'intermédiaire des canaux de Havers, espaces médullaires qui mettent si largement en communication la moelle centrale. Si la lésion reste cantonnée dans son lieu d'origine, ou bien elle s'entoure simplement d'une coque fibreuse sclérosée, ou bien elle détermine du côté de la diaphyse un degré variable d'hyperostose. Si l'ostéomyélite prend la forme diffuse, l'os nouveau, loin d'être éburné, solide comme celui qui entoure les séquestres de l'ostéite dite de croissance, est envahi par des traînées gommeuses, serpigineuses, qui le trouent et le perforent en tous sens. La rareté de la nécrose s'explique par l'intégrité à peu près complète du système vasculaire. »

Cette rareté des nécroses et cette absence générale de suppuration constituent, pour ainsi dire, la caractéristique des ostéites syphilitiques.

Pour Gangolphe, dans les rares cas où l'on a rencontré du pus et des séquestres, on avait alors une ostéite mixte dans laquelle n'intervenait pas seulement la syphilis, mais encore d'autres agents infectieux qui, trouvant là, de par la syphilis, des conditions favorables de développement, puisqu'il y avait altération du tissu osseux, s'y sont établis et ont évolué, comme on le voit partout ailleurs, c'est-à-dire, en produisant du pus et des séquestres.

Cette opinion n'est pas celle de tous les auteurs. Ainsi Cornil et Ranvier croient que la mort de l'os survient à la suite d'une ostéite condensante poussée jusqu'à l'oblitération des canaux.

Telles sont les considérations que nous avons à présenter relativement à la pathogénie des ostéites syphilitiques.

Nous ne croyons pas devoir étudier ici les modifications imprimées à la croissance des os par suite des localisations syphilitiques, ni les particularités que présente la consolidation des fractures.

IX. — Périostites blennorragiques.

— Pathogénie —

Identité de structure des zones parostales et paraarticulaires. — Migration du gonocoque. — Influence du rhumatisme sur son développement. Applications aux périostites des théories pathogéniques émises sur la nature des arthrites blennorragiques.

Si les arthrites ou arthropathies blennorragiques sont bien connues maintenant; si leur pathogénie et leur nature intime ont été l'objet de nombreux travaux, il n'en est pas de même pour la périostite gonorrhéique.

Celle-ci dans les traités classiques est traitée en quelques mots : les monographies nombreuses qui ont paru à propos des localisations blennorragiques articulaires, celles de Fournier notamment, ne font que signaler les périostites qui nous occupent. Toutefois, je dois le dire, ces travaux ont éclairé certains points dont nous pourrons tirer parti.

Tout d'abord, nous devons dire qu'au point de vue anatomique comme au point de vue physiologique, il n'existe pas une grande différence entre la couche externe du périoste et la couche externe des membranes séreuses articulaires ou autres. C'est toujours un tissu conjonctif plus ou moins dense où la circulation lymphatique prend ses origines.

Lorsque la couche externe du périoste est atteinte, l'inflammation causée par l'agent morbifique retentit fatalement sur la couche interne, ostéogénique. Ses propriétés ossificatrices augmenteront et, au bout d'un certain temps pendant lequel on ne pourra reconnaître qu'une tuméfaction légère et une couleur assez vive, on verra survenir une véritable périostose à ce niveau. Nous nous croyons donc en droit de comparer l'arthrite blennorragique avec la périostite de même nom. Aujourd'hui nous savons que le gonocoque de Neisser est un agent spécifique; nous savons qu'abondant dans le pus blennorragique, il peut passer dans le sang, comme l'ont démontré Hallier et Salisbury, d'où il sortira pour aller se localiser dans les points de l'organisme où ses conditions vitales pourront être favorisées.

Il va se localiser dans les synoviales; pourquoi n'irait-il pas coloniser au niveau du périoste?

Un point sur lequel on insiste à propos des athropathies blennoragiques, c'est l'influence considérable jouée sur son évolution par la diathèse rhumatismale. Mais à côté de la diathèse il faut voir aussi le microbe. Aussi Bouchard a-t-il placé la question sur son véritable terrain, lorsqu'il a placé les arthropathies blennorragiques parmi les pseudo-rhumatismes infectieux, à côté des arthrites métastatiques ou infectieuses de la morve ou de l'infection purulente.

Le rhumatisme qui se localise si fréquemment dans les synoviales et quelquefois dans le périoste et les couches parostales, prépare dans ces différents points un terrain favorable au développement de l'agent infectieux, puisque les conditions de vitalité et de résistance de ces tissus sont diminuées. Eh bien, à côté du pseudo-rhumatisme infectieux des articulations, ne pourrions-nous pas aussi placer un pseudo-rhumatisme infectieux du périoste?

Nous croyons pouvoir rattacher à la présence du

gonocoque de Neisser, la production des périostites et de la périostose blennorragique.

L'agent infectieux est dans le sang; il y pénètre après avoir évolué primitivement dans le canal de l'urètre, ou dans la conjonctive indépendamment de toutes lésions urétrales, comme l'a démontré Poncet (de Cluny). Puis il va se fixer dans les couches périphériques du périoste, comme il va, dans d'autres cas, élire domicile dans les gaines synoviales. Immédiatement survient une période inflammatoire, accompagnée de tuméfaction. Puis, peu à peu, l'inflammation gagne la profondeur. Les propriétés ostéogéniques de la couche interne du périoste, sont augmentées, et, au bout d'un certain temps, cette périostite, qui a peu de tendance à la suppuration, aboutit à une véritable périostose dans les cas graves, ou entre en résolution complète dans les cas bénins.

Telle est, croyons-nous, la pathogénie des périostites gonorrhéiques. C'est l'opinion admise par la plupart des auteurs ; c'est aussi la seule qui puisse être en rapport avec ce que nous savons des manifestations pour ainsi dire secondaire de la blennorragie.

Toutefois, comme d'autres théories ont été émises sur l'arthrite, et que nous avons, jusqu'à un certain point, identifié la périostite à celle-ci, nous allons donner un tableau des principales opinions émises sur la pathogénie de cette affection :

1° Aucune relation n'existe entre l'artropathie et la blennorragie urétrale.

2° Langlebert, Gueneau de Mussy, Peter, Charcot, Panas. — Les écoulements urétraux causent des lésions articulaires chez les individus prédisposés.

3° GUILLAUD-D'AIX. — Les arthropaties de la blennorragie sont rhumatismales, et l'arthrite elle-même est causée et entretenue par le rhumatisme.

4° Les arthrites qui se montrent dans le cours de la blennoragie en sont un produit direct.

a) SWEDIAUR. — Métastase de l'inflammation de l'urètre sur les jointures.

b) ROLLET-FOURNIER. — Assimilation des arthrites blennorragiques à celles qui accompagnent un traumatisme de l'urètre.

c) LORAIN. — Influence d'un état particulier qui se retrouve dans toutes les lésions des organes de la génération, et qu'il appelle l'état génital.

d) PIDOUX. — Croit plutôt que la blennorragie se manifeste par un état lymphatique, et, pour lui, l'arthrite serait avant tout de nature strumeuse.

e) FÉRÉOL. — La blennorragie est un catarrhe spécifique, virulent, susceptible de produire une infection générale, et surtout des arthrites.

f) LASÈGUE, BOND, DIDAY neveu. — Le rhumatisme urétral serait une forme lente d'empoisonnement pyohémique dû à une viciation graduelle du sang, par l'absorption d'une partie de l'écoulement urétral.

g) BOUCHARD (Ch.). — C'est un pseudo-rhumatisme infectieux, causé par la pénétration dans l'organisme du gonocoque de Neisser.

X. Ostéo-périostites morveuses
— Pathogénie —

Propagation au périoste des inflammations morveuses sous-cutanées. — Opinion de Virchow sur les manifestations primitives de la morve dans les os du crâne. — Malléomycés de Hallier et leur rôle dans les ostéites.

Nous serons bref sur les manifestations osseuses de la morve, en raison du petit nombre de documents que nous possédons sur cette question. La morve chez l'homme a généralement une marche tellement rapide, d'autre part la terminaison fatale survient généralement si peu de temps après l'éclosion des premiers accidents, que les lésions osseuses ont à peine le temps d'évoluer.

C'est le périoste surtout qui est atteint, mais il ne l'est que par propagation : celui-ci, par sa face externe, se confond avec le tissu cellulaire sous-cutané dans différents points de l'économie. Rien d'étonnant donc que les collections purulentes, que les ulcères fistuleux du farcin s'y propagent par l'intermédiaire du système lymphatique. Au bout de peu de temps, une nappe purulente existe entre l'os et lui ; il est décollé sur une étendue plus considérable ensuite, et si la mort du sujet ne survient pas, le tissu osseux sous-jacent est à son tour atteint.

Dans la morve chronique, c'est par l'intermédiaire des fibro-muqueuses, si intimément unies aux os sous-jacents, que se fait la propagation.

Je n'ai pas à étudier les lésions osseuses: je dois dire

cependant que, au microscope, on reconnaît presque tous les caractères de l'ostéite ordinaire. Ces altérations sont surtout accentuées sur les os plats, le palatin, le vomer.

Quant à la nature intime des ostéites morveuses, nous ne pouvons être absolument affirmatif en quoi que ce soit. Pour Virchow, on pourrait observer des manifestations primitives de la morve dans les os du crâne, où l'on trouverait des nodosités morveuses.

Pour lui, il existerait une ostéomyélite morveuse, comme il existe une ostéomyélite infectieuse. La généralité des pathologistes ne partagent pas l'opinion de Virchow.

D'après ces derniers, les lésions osseuses de la morve sont comparables à celles que l'on observe dans la pyohémie.

L'élément inflammatoire n'y joue qu'un rôle accessoire. Les champignons nommés malléomyces par Hallier, et qui, d'après lui, constitueraient l'agent virulent de la morve, seraient-ils aussi la cause première des lésions osseuses, en y déterminant des altérations semblables à celles que l'on voit après la pénétration dans le tissu osseux d'un agent infectieux pyogène? C'est ce qui ne peut être avancé actuellement que sous forme d'hypothèse. Contentons-nous de dire qu'Hallier a trouvé dans les muqueuses du larynx et des sinus frontaux des micrococques isolés ou réunis en amas, et qu'il a pu les poursuivre jusque dans les globules rouges ou blancs. Plus tard, les recherches importantes de Babès, L'öffler, Schutz, Bouchard, Capitan et Charrin ont démontré, de la façon la plus nette, que la morve est certainement une maladie bactérienne, caractérisée par des bacilles bien définis ; mais les recherches de ces auteurs n'ont pas porté sur le point qui doit nous occuper, c'est-à-dire les manifestations osseuses de la morve. Pour cette raison nous n'insisterons pas sur leurs découvertes.

XI. Ostéites actinomycosiques — Pathogénie —

Historique. — Étude pathogénique de l'actinomycose chez les animaux. Différence de l'actinomycose chez ceux-ci et chez l'homme. — Pathogénie de l'actinomycose osseuse chez l'homme. — Portes d'entrée : cavités bucco-pharyngiennes, muqueuse broncho-pulmonaire, tractus intestinal. — Cultures, inoculations.

L'actinomycose détermine du côté du système osseux, chez l'homme et chez les animaux, une série d'altérations qui peuvent se rattacher à l'ostéite.

L'aspect de la lésion, les caractères du pus doivent faire également de cette lésion inflammatoire une affection à caractère bien spécial, dans laquelle la présence des actinomyces établit son indivividualité, en déterminant son rang nosologique. Nous n'hésitons pas à décrire cette forme particulière au milieu des ostéites infectieuses, car nous pouvons nous appuyer sur l'exemple de notre maître, le professeur Ollier [1] qui en a fait une étude intéressante qu'il place au milieu des ostéites.

La pathogénie des lésions déterminées par l'actinomycose fut entrevue pour la première fois d'une façon

[1] Ollier, Chirurgie des os et articulations (*Encyclopédie internationale de chirurgie*, Paris, 1890, t. IV.)

bien nette par Böllinger, vétérinaire allemand, en 1877. Il fit sa découverte sur une mâchoire de bœuf atteinte d'une lésion qu'on rapportait jusque-là à l'ostéosarcome ou à l'ostéite chronique.

Il montra que dans cette tumeur existait un champignon spécial, qui fut bien décrit par Harz sous le nom d'*actinomyces bovis*.

Si la nature intime de cette ostéite actynomycosique fut déterminée par Böllinger, il faut reconnaître que cette affection fut décrite pour la première fois par Lebert, en 1848. Les tumeurs actinomycosiques furent représentées dans son atlas en 1857[1]. Les corpuscules de l'actinomycose furent donc reconnus et décrits en France avant de l'être en Allemagne. C'était chez un malade de Louis. Il présentait un abcès des parois thoraciques, et c'est dans ce pus que Lebert découvrit les actinomyces. A peu près à la même époque, Langenbeck, en Allemagne, observait un cas d'actinomycose, mais il ne le publia pas.

Nous ajouterons aux noms précédents ceux de Robin, de Perroncito et Rivolta, d'Israël, de Ponfick et de Zahn.

En 1884, Bricon fit de cette affection une étude soignée dans le *Progrès médical*; et, en 1886, Jeandin fit paraître sur ce point une monographie qui représente encore à l'heure actuelle un des meilleurs documents à consulter. Nous ferons à ce dernier mémoire de nombreux emprunts, en cherchant à isoler de toutes les observations qu'il a publiées les cas ayant porté spécialement sur le tissu osseux.

[1] Lebert. *Traité d'anatomie pathologique*. Paris, 1855-1861, planche XLVII.

Mais, encore une fois, nous tenons à établir dans cet historique que c'est à Lebert et non à Bollinger qu'il faut faire remonter la découverte des actinomyces, et qu'elle a été faite chez l'homme, en France, avant d'avoir été établie chez les animaux par le vétérinaire allemand.

L'étiologie et la pathogénie des lésions actinomycosiques ont pu être étudiées plus facilement que beaucoup d'autres lésions également infectieuses, par suite de la localisation aussi fréquente chez les animaux que chez l'homme. De nombreux résultats positifs ont aussi pu être fournis par l'expérimentation. Les tentatives multiples d'inoculation aux animaux ont établi non seulement la nature parasitaire et infectieuse de cette maladie, mais encore sa contagion et sa transmission possible d'un animal à l'autre et à l'homme.

Tout d'abord, d'où viennent ces actinomyces? Jusqu'à présent on a constaté leur présence presque exclusivement dans les lésions qu'elles déterminent chez l'homme ou chez les animaux.

Felzner a pu démontrer que, dans un cas d'actinomycose humaine, le malade avait eu de fréquents rapports avec des animaux atteints de la même lésion.

John aurait observé la présence de l'agent spécifique qui nous occupe sur des grains d'orge. C'est le seul auteur qui ait pu surprendre, pour ainsi dire, le champignon en dehors de l'organisme. Nous étudierons plus loin les points d'entrée du champignon. Contentons-nous de dire que la cavité bucco-pharyngienne, le système respiratoire et les voies digestives semblent constituer les trois points de prédilection par lesquels le champignon parasite pénètre dans les tissus.

Jetons un coup d'œil sur les lésions osseuses déterminées par l'actinomycose chez les animaux avant d'étudier plus à fond la pathogénie chez l'homme.

Les localisations osseuses de cette maladie se font, chez le bœuf, surtout à l'angle de la mâchoire. Chez cet animal on voit alors se produire une sorte de tumeur qui envahit les parties profondes de l'os, qui détruit le périoste, enfin arrive bientôt à envahir toute la mâchoire. Chez cet animal la lésion ressemble beaucoup à une lésion néoplasique; mais dans d'autres points de l'économie, et chez l'homme, la lésion ressemble assez à une ostéite chronique tuberculeuse. Bientôt, chez le bœuf atteint de ces lésions du maxillaire inférieur, on voit se produire des métastases et de la généralisation, ce qui semble encore rapprocher cette affection de l'ostéosarcome.

Quand on examine les lésions à leur début ou dans des foyers secondaires, on voit qu'elles se présentent sous forme de granulations, de nodosités rappelant assez bien les nodules et les granulations tuberculeuses.

Dans leur intérieur se rencontre toujours le parasite de l'actinomycose.

L'actinomycose est-elle une maladie une, la même chez l'homme et chez les animaux? John met en doute l'absolue identité de ces deux affections, en raison de l'insuccès qu'il a obtenu en face d'inoculations d'actinomyces pris sur un homme vivant, et faites à un veau et deux cochons.

Mais, comme le dit Jeandin, la description des trouvailles anatomiques des médecins vétérinaires, comparée à celles des médecins, témoigne, sinon d'une ressemblance absolue dans la forme de la maladie (ce qui ne se rencontre déjà pas fréquemment chez les individus d'une même espèce), du moins d'une identité parfaite entre les divers éléments trouvés dans les organes lésés.

Chez l'homme, les lésions de cette nature des tissus en général et surtout des os sont rares. Il n'en a été publié d'observations en France que dans ces derniers temps.

Actuellement les connaissances que nous avons sur les actinomyces nous permettent de dire que c'est une maladie infectieuse reconnaissant pour cause un parasite d'ordre végétal et pouvant se localiser et évoluer dans le tissu osseux.

Existe-t-il dans cette affection une période d'incubation et pouvons-nous lui assigner des limites? Ce sont là des questions auxquelles il est bien difficile de répondre actuellement, car on a trouvé l'élément infectieux sur des individus absolument sains, et d'autre part les lésions qu'il produit sont déjà très avancées quand on a l'occasion d'en faire un examen histologique

Nous n'avons pas à étudier l'agent infectieux, nous ne devons pas non plus entrer dans les détails de l'anatomie pathologique, pour lesquels nous renvoyons aux mémoires de Jeandin et de Bricon. Nous nous contenterons d'établir le mode d'action, les portes d'entrée des actinomyces et les conditions qui favorisent leur localisation dans tel ou tel point de l'organisme.

Tout d'abord, examinons les portes d'entrée. Pour cela nous avons dépouillé soigneusement les observations du mémoire de Jeandin.

Dans un premier groupe, à l'exemple de Jeandin, nous rangerons les cas où l'invasion du champignon s'est faite par la cavité buccale ou pharyngienne. Nous trouvons vingt-deux observations où la muqueuse buccale, linguale où pharyngienne a dû fournir une brèche pour l'entrée du parasite, car dans tous ces cas c'est au voisinage de la cavité buccale que s'est faite la localisation morbide. Sur ces vingt-deux cas, nous en trouvons un (J. Israël), où la localisation a porté primitivement sur le maxillaire inférieur, et sept où l'affection s'est montrée dans la région sous-maxillaire et dans le périoste du maxillaire inférieur.

Une observation d'Israël nous montre une localisation unique sous le périoste du maxillaire supérieur.

Les autres observations sont constituées par des localisations extra-osseuses, mais péribuccales, s'étant produites à la gorge et aux joues. Dans ces divers cas on a également observé des manifestations osseuses, mais elles paraissaient secondaires.

Nous pouvons déduire de ce qui précède que les ostéites actinomycosiques reconnaissent souvent pour origine la pénétration des actinomyces par les cavités bucco-pharyngiennes et que leur localisation se fait surtout au maxillaire inférieur.

Dans un second groupe nous rangerons les observations où la porte d'entrée semble avoir été la muqueuse broncho-pulmonaire et où les lésions sont cantonnées soit dans les poumons, soit dans les parois thoraciques ou vertébrales. Chez l'homme les côtes et les vertèbres sont, après le maxillaire inférieur, les os où les actinomyces se localisent le plus souvent.

Dans un cas de Canali, l'affection parut exister seulement dans la muqueuse broncho-pulmonaire, car les crachats pullulaient d'actinomyces et on ne trouvait pas de lésions appréciables ailleurs. Dans cinq cas, qu'il serait trop long de rapporter, la maladie après avoir été uniquement pulmonaire, s'est étendue aux côtes où elle a déterminé des abcès.

Somme toute, nous avons six observations, où la porte d'entrée des actinomyces semble avoir été la muqueuse broncho-pulmonaire.

Dans le troisième groupe se placent les cas où la pénétration s'est effectuée par l'intestin. Ils sont au nombre de trois.

Reste un certain nombre d'observations, où la porte d'entrée semble douteuse et a échappé aux investigations des cliniciens.

Nous pouvons donc admettre que les actinomyces avant d'aller déterminer différentes lésions osseuses dont nous n'étudions que la pathogénie, ont pénétré dans l'organisme par une brèche quelconque, orifice glandulaire, surface muqueuse ou cutanée privée de sa couche épithéliale. Les infections primitives par les dents cariées, dit Jeandin, par les lésions des amygdales, ont acquis un haut degré de vraisemblance. Celles du canal aérien et respiratoire semblent aussi devoir être considérées comme probables.

Quand ils ont pénétré dans la circulation, ces parasites peuvent agir de deux façons : ou bien ils restent inoffensifs, ne trouvant pas un terrain favorable, attendant une occasion propice pour leur développement, en vertu de la loi du parasitisme latent, si bien établie par Verneuil ; ou bien ils vont se localiser dans divers tissus, dans certains points du système osseux, où ils trouveront des conditions de vie et de développement.

Dans le tissu osseux, les actinomyces déterminent une inflammation destructive, au niveau des points en contact desquels ils se trouvent; tandis que les parties voisines résistent et produisent des barrières de défense qui, au bout d'un certain temps, deviennent insuffisantes et sont renversées.

Ces ostéites n'aboutissent pas toujours à la production du pus (qui, du reste, présente des caractères particuliers), mais souvent il y a infiltration de l'agent infectieux tout autour des points infectés.

Les premières cultures et les premières tentatives d'inoculation faites par Böllinger, Siedamgrostky, Perroncito, restèrent vaines. John, le premier, obtint un résultat positif; plus tard, ces succès se renouvelèrent entre les mains de Firckel, d'Israël, etc. L'étude de ces cultures et de ces inoculations nous entraînerait trop loin. Elles n'ont pas, du reste, un rapport immédiat avec le sujet qui nous occupe; aussi nous contenterons-nous de renvoyer le lecteur au dernier chapitre du mémoire de Jeandin, où cette question est traitée longuement. On trouvera également dans cette monographie les indications bibliographiques de la plupart des travaux qui ont paru sur cette affection encore mal connue.

FIN

TABLE DES MATIÈRES

TABLE DES MATIÈRES

DEUXIÈME PARTIE

PATHOGÉNIE DES OSTÉITES PAR RÉACTION NERVEUSE

TROISIÈME PARTIE

PATHOGÉNIE DES OSTÉITES DIATHÉSIQUES PAR TROUBLES PRÉALABLES DE LA NUTRITION

QUATRIÈME PARTIE

OSTÉITES PAR INFECTION. — PATHOGÉNIE

FIN DE LA TABLE DES MATIÈRES

Lyon — Imp. Pitrat Aîné, **A. Rey** Successeur, 4, rue Gentil. — 4095.

www.ingramcontent.com/pod-product-compliance
Ingram Content Group UK Ltd.
Pitfield, Milton Keynes, MK11 3LW, UK
UKHW031850260826
14628UKWH00002B/702

9 782019 667580